口腔科疾病防治精要

杨宇琦　刘晓晨　李　季　主编

中国纺织出版社有限公司

图书在版编目（CIP）数据

口腔科疾病防治精要 / 杨宇琦, 刘晓晨, 李季主编. —
北京 : 中国纺织出版社有限公司, 2024. 12. -- ISBN
978-7-5229-2381-9

Ⅰ. R78

中国国家版本馆CIP数据核字第2024NG0310号

责任编辑：樊雅莉　　责任校对：王蕙莹　　　责任印制：王艳丽

中国纺织出版社有限公司出版发行

地址：北京市朝阳区百子湾东里A407号楼　邮政编码：100124

销售电话：010—67004422　传真：010—87155801

http://www.c-textilep.com

中国纺织出版社天猫旗舰店

官方微博 http://weibo.com/2119887771

三河市宏盛印务有限公司印刷　各地新华书店经销

2024年12月第1版第1次印刷

开本：787×1092　1/16　印张：9.5

字数：227千字　定价：88.00元

凡购本书，如有缺页、倒页、脱页，由本社图书营销中心调换

编　委　会

前　言

随着现代科学研究的发展、技术的进步，新设备和新器材的不断涌现，口腔医学正以前所未有的速度不断取得进展。临床医务工作者需要不断学习新知识，掌握新技术，才能跟上口腔医学发展的步伐。为此，我们组织了长期从事临床一线的医务工作者，参阅大量的国内外文献，并结合丰富的临床经验，着手撰写了此书。

本书主要介绍了口腔科常见疾病的诊疗，包括牙体牙髓病、牙周疾病、口腔颌面部感染等，还覆盖了口腔正畸等相关内容，针对所涉及的疾病，从病因、诊断、治疗技术等方面都有详尽的介绍。全书内容新颖，科学性与实用性强，希望可以为各基层医院口腔科的住院医生、主治医生及医学院校学生提供参考。

本书参编人员较多，编写风格不尽一致，再加上当今医学发展迅速，书中难免会有不足之处，诚恳希望广大读者不吝指正。

编　者

2024 年 6 月

目　录

第一章

口腔科常见症状的鉴别诊断

第一节　概述

症状是疾病影响机体产生的主观异常感觉（如疼痛）或客观异常改变（如肿块、出血）。症状常是患者最早或最严重的疾病感受，是就诊的主要原因。同一症状可以是不同疾病的表现，而同一疾病会有不同的症状，这就是鉴别诊断是临床工作中必需环节的原因。

临床工作中医师应当从患者主要的症状描述切入；耐心细致地倾听，结合专业知识和经验有目的地了解各症状之间的联系；通过询问把握症状的变化脉络及患者可能忽略或反应不强烈的表现，最终以问诊作为疾病调查的第一步，梳理成为包含疾病发生、发展、变化和治疗过程的全面病史。

全面细致的临床检查是收集诊断与鉴别诊断依据的关键环节。临床检查应当注重重点与全面的结合、局部与全身的结合、病变部位与周边状况的结合、阳性体征与重要阴性体征的结合，并且合理有效地选择必需的辅助检查手段，以获取客观反映机体和疾病状态的依据。

以获取的病史和检查资料为基础，结合医学理论和实践经验，通过逻辑推理，思辨和甄别，作出对疾病的诊断。在作鉴别诊断的过程中，切忌以个别主要症状先入为主地圈定诊断，而后网罗旁证，试图堆积诊断依据的方式。必须是收集全面客观的资料后，研究症状和体征的变化规律，找到合乎逻辑的依据，从而确立诊断。

（杨宇琦）

第二节　牙痛

牙痛是口腔科临床上最常见的症状，常是患者就医的主要原因。可由牙齿本身的疾病、牙周组织及颌骨的某些疾病，甚至神经疾病和某些全身疾病所引起。对以牙痛为主诉的患者，必须先仔细询问病史，如疼痛起始时间及可能的原因，病程长短及变化情况，既往治疗史及疗效等。必要时还应询问工作性质、饮食习惯、有无不良习惯（如夜磨牙和咬硬物等）、全身健康状况及家族史等。关于牙痛本身，应询问牙痛的部位、性质、程度和发作时间。疼痛是锐痛还是钝痛、酸痛；是自发痛还是激发痛、咬合时痛；自发痛是阵发的还是持续不断的；有无夜间痛；疼痛部位是局限的还是放散的，能否明确指出痛牙等。根据症状可得出一种至数种初步印象，便于做进一步检查。应注意，疼痛是一种主观症状，由于不同个体对疼痛的敏感性和耐受性有所不同，而且有些其他部位的疾病也可表现为牵涉性牙痛，因此，患者的主观症状应与客观检查所见、全身情况及实验室和放射学检查等结果结合起来分析，以作出正确的诊断。

一、引起牙痛的原因

1. 牙齿本身的疾病

如深龋、牙髓充血、各型急性牙髓炎、慢性牙髓炎、逆行性牙髓炎，由龋齿、外伤、化学药品等引起的急性根尖周炎、牙槽脓肿、牙隐裂、牙根折裂、髓石、牙本质过敏、流电作用等。

2. 牙周组织的疾病

如牙周脓肿、牙龈脓肿、急性龈乳头炎、冠周炎、坏死性溃疡性龈炎（necrotizing ulcer-ative gingivitis，NUG）、干槽症等。

3. 牙齿附近组织的疾病所引起的牵涉痛

急性化脓性上颌窦炎和急性化脓性颌骨骨髓炎时，由于神经末梢受到炎症侵犯，使该神经所支配的牙齿发生牵涉性痛。颌骨内或上颌窦内的肿物、埋伏牙等可压迫附近的牙根发生吸收，如有继发感染，可出现牙髓炎导致疼痛。急性化脓性中耳炎、咀嚼肌群的痉挛等均可出现牵涉性牙痛。

4. 神经系统疾病

如三叉神经痛患者常以牙痛为主诉。颞下窝肿物在早期可出现三叉神经第三支分布区的疼痛，翼腭窝肿物的早期由于压迫蝶腭神经节，可出现三叉神经第二支分布区的疼痛。

5. 全身疾病和特殊时期

有些全身疾病，如流感、癔症、神经衰弱，以及女性月经期和绝经期等可诉有牙痛。高空飞行时，牙髓内压力增高，可引起航空性牙痛。有的心绞痛患者可反射性地表现为牙痛。

二、诊断步骤

（一）问清病史及症状特点

1. 尖锐自发痛

最常见的为急性牙髓炎（浆液性、化脓性、坏疽性）、急性根尖周炎（浆液性、化脓性），其他如急性牙周脓肿、牙龈脓肿、髓石、冠周炎、急性龈乳头炎、三叉神经痛、急性上颌窦炎等。

2. 自发钝痛

常见于慢性龈乳头炎、创伤性牙合等。在机体抵抗力降低，如疲劳、感冒、月经期等，可有牙齿轻度自发钝痛、胀痛。NUG 时牙齿可有胀痛感和咬合痛。

3. 激发痛

牙本质敏感和Ⅱ°～Ⅲ°龋齿或楔状缺损等，牙髓尚未受侵犯或仅有牙髓充血时，无自发痛，仅在敏感处或病损处遇到物理、化学刺激时才发生疼痛，刺激去除后疼痛即消失。慢性牙髓炎一般无自发痛而主要表现为激发痛，但当刺激去除后疼痛仍持续一至数分钟。咬合创伤引起牙髓充血时也可有对冷热刺激敏感。

4. 咬合痛

牙隐裂和牙根裂时，常表现为某一牙尖受力时引起尖锐的疼痛。牙外伤、急性根尖周炎、急性牙周脓肿等均有明显的咬合痛和叩痛、牙齿挺出感。口腔内不同金属修复体之间产生的流电作用也可使患牙在轻咬时疼痛，或与金属器械相接触时发生短暂的电击样刺痛。

以上疼痛除急性牙髓炎患者常不能自行明确定位外，一般都能明确指出痛牙。急性牙髓炎的疼痛常沿三叉神经向同侧对颌或同颌其他牙齿放散，但不会越过中线放散到对侧牙。

（二）根据问诊所得的初步印象，做进一步检查，以确定患牙

1. 牙体疾病

最常见为龋齿。应注意邻面龋、窝沟深龋、隐蔽部位的龋齿、充填物下方的继发龋等。此外，如牙隐裂、牙根纵裂、畸形中央尖、楔状缺损、重度磨损、未垫底的深龋充填体、外伤露髓牙、牙冠变色或陈旧的牙冠折断等，均可为病原牙。

叩诊对识别患牙有一定帮助。急性根尖周炎和急性牙周脓肿时有明显叩痛，患牙松动。慢性牙髓炎、慢性根尖周炎、边缘性牙周膜炎、创伤性根周膜炎等，均可有轻到中度叩痛。在有多个可疑病源牙存在时，叩诊反应常有助于确定患牙。

2. 牙周及附近组织疾病

急性龈乳头炎时可见牙间乳头红肿、触痛，多有食物嵌塞、异物刺激等局部因素。冠周炎多见于下颌第三磨牙阻生，远中及颊舌侧龈瓣红肿，可溢脓。牙周脓肿和逆行性牙髓炎时可探到深牙周袋，后者袋深接近根尖，牙齿大多松动。干槽症可见拔牙窝内有污秽坏死物，骨面暴露，腐臭，触之疼痛。反复急性发作的慢性根尖周炎可在牙龈、黏膜或面部发现窦道。

急性牙槽脓肿、牙周脓肿、冠周炎等，炎症范围扩大时，牙龈及龈颊沟处肿胀变平，可有波动。面部可出现副性水肿，局部淋巴结肿大、压痛。若治疗不及时，可发展为蜂窝织炎、颌骨骨髓炎等。上颌窦炎引起的牙痛，常伴有前壁面部的压痛和脓性鼻涕、头痛等。上颌窦肿瘤局部多有膨隆，可有血性鼻涕、多个牙齿松动等。

（三）辅助检查

1. 牙髓活力测试

根据对冷、热温度的反应以及刺激去除后疼痛持续的时间，可以帮助诊断和确定患牙。也可用电流强度测试来判断牙髓的活力和反应性。

2. X 线检查

可帮助发现隐蔽部位的龋齿。髓石在没有揭开髓室顶之前，只能凭 X 线片发现。慢性根尖周炎可见根尖周围有不同类型和大小的透射区。颌骨内或上颌窦内肿物、埋伏牙、牙根裂等也需靠 X 线检查来确诊。

（杨宇琦）

第三节 牙龈出血

牙龈出血是口腔中常见的症状，出血部位可以是全口牙龈或局限于部分牙龈。多数患者是在牙龈受到机械刺激（如刷牙、剔牙、食物嵌塞、进食硬物、吮吸等）时出血，一般能自行停止。另有一些情况，在无刺激时即自动出血，出血量多，且无自限性。

一、牙龈的慢性炎症和炎症性增生

这是牙龈出血的最常见原因，如慢性龈缘炎、牙周炎、牙间乳头炎和牙龈增生等。牙龈缘及龈乳头红肿、松软，甚至增生。一般在受局部机械刺激时引起出血，量不多，能自行停止。将局部刺激物（如牙石、牙垢、嵌塞的食物、不良修复体等）去除后，炎症很快消退，出血即停止。

二、妊娠期龈炎和妊娠瘤

常开始于妊娠的第3~4个月。牙龈红肿、松软，极易出血。分娩后，妊娠期龈炎多能消退到妊娠前水平，而妊娠瘤常需手术切除。有的人在慢性牙龈炎的基础上，于月经前或月经期可有牙龈出血，可能与牙龈毛细血管受性激素影响而扩张、脆性改变等有关。长期口服激素性避孕药者，也容易有牙龈出血和慢性炎症。

三、坏死性溃疡性牙龈炎

为梭形杆菌、口腔螺旋体和中间普氏菌等的混合感染。主要特征为牙间乳头顶端的坏死性溃疡，腐臭，牙龈流血和疼痛，夜间睡眠时也可有牙龈出血，就诊时可见牙间隙处或口角处有少量血迹。本病的发生常与口腔卫生不良、精神紧张或过度疲劳、吸烟等因素有关。

四、血液病

在遇到牙龈有广泛的自动出血，量多或不易止住时，应考虑有无全身因素，并及时作血液学检查和到内科诊治。较常见引起牙龈和口腔黏膜出血的血液病有急性白血病、血友病、血小板减少性紫癜、再生障碍性贫血、粒细胞减少症等。

五、肿瘤

有些生长在牙龈上的肿瘤，如血管瘤、血管瘤型牙龈瘤、早期牙龈癌等也较易出血。其他较少见的，如发生在牙龈上的网织细胞肉瘤，早期常以牙龈出血为主诉，临床上很容易误诊为牙龈炎。有些转移瘤，如绒毛膜上皮癌等，也可引起牙龈大出血。

六、某些全身疾病

如肝硬化、脾功能亢进、肾炎后期、系统性红斑狼疮等，由于凝血功能低下或严重贫血，均可能出现牙龈出血症状。伤寒的前驱症状有时有鼻出血和牙龈出血。在应用某些抗凝血药物或非甾体抗炎药，如阿司匹林、华法林、肝素等治疗或预防冠心病和血栓时，易有出血倾向。苯中毒时也可有牙龈被动出血或自动出血。

七、口腔手术和牙周治疗后

牙周洁治尤其是龈下刮治后，有的患者可以出现牙龈出血，拔牙、牙周手术、根尖手术、牙槽突手术、牙种植手术等术后也可有牙龈出血，如患者无系统疾病，多与局部清创不彻底、缝合不严密等有关，应及时对症处理。

（刘晓晨）

第四节 牙齿松动

正常情况下，牙齿只有极轻微的生理性动度，这种动度几乎不可察觉，且随不同牙位和一天内的不同时间而变动。一般在晨起时动度最大，这是因为夜间睡眠时，牙齿无接触，略从牙槽窝内挺出所致。醒后，由于咀嚼和吞咽时的接触将牙齿略压入牙槽窝内，致使牙齿的动度渐减小。这种24小时内动度的变化，在牙周健康的牙齿不甚明显，而在有不良殆习惯，如磨牙症、紧咬牙者较明显。妇女在月经期和妊娠期内牙齿的生理动度也增加。牙根吸收接近替牙期的乳牙也表现牙齿松动。引起牙齿病理性松动的主要原因如下。

一、牙周炎

是使牙齿松动乃至脱落的主要疾病。牙周袋的形成以及长期存在的慢性炎症，使牙槽骨吸收，结缔组织附着不断丧失，继而使牙齿逐渐松动、移位，终致脱落。

二、殆创伤

牙周炎导致支持组织的破坏和牙齿移位，形成继发性殆创伤，使牙齿更加松动。单纯的（原发性）殆创伤，也可引起牙槽嵴顶的垂直吸收和牙周膜增宽，临床上出现牙齿动。但这种松动在殆创伤去除后，可以恢复正常。正畸治疗过程中，受力的牙槽骨发生吸收和改建，此时牙齿动度明显增大，并发生移位；停止加力后，牙齿即可恢复稳固。

三、牙外伤

多见于前牙。根据撞击力的大小，使牙齿发生松动或折断。折断发生在牙冠时，牙齿一般不松动；根部折断时，常出现松动，折断部位越近牙颈部，牙齿松动越重，预后也差。

四、根尖周炎

急性根尖周炎时，牙齿突然松动，有伸长感，不敢对殆，叩痛（++）~（+++）。到了牙槽脓肿阶段，根尖部和龈颊沟红肿、波动。这种主要由龋齿等引起的牙髓和根尖感染，在急性期过后，牙多能恢复稳固。

慢性根尖周炎，在根尖病变范围较小时，一般牙不会太松动。当根尖病变较大或向根侧发展，破坏较多的牙周膜时，牙可出现松动。一般无明显自觉症状，仅有咬合不适或反复肿胀史，有的根尖部可有瘘管。牙髓活力测试验无反应。根尖病变的范围和性质可用X线检查来确诊。

五、颌骨骨髓炎

成人的颌骨骨髓炎多是继牙源性感染而发生，多见于下颌骨。急性期全身中毒症状明显，如高热、寒战、头痛，白细胞增至（10~20）×10^9/L等。局部表现为广泛的蜂窝织炎。患侧下唇麻木，多个牙齿迅速松动，且有叩痛。这是由于牙周膜及周围骨髓腔内的炎症浸润。一旦颌骨内的化脓性病变经口腔黏膜或面部皮肤破溃，或经手术切开、拔牙而得到引流，则病程转入亚急性期或慢性期。除病源牙必须拔除外，邻近的松动牙常能恢复稳固。

六、颌骨内肿物

颌骨内的良性肿物或囊肿由于生长缓慢，压迫牙齿移位或牙根吸收，致使牙齿逐渐松动。恶性肿瘤则使颌骨广泛破坏，在短时间内即可使多个牙齿松动、移位。较常见的，如上颌窦癌，多在早期出现上颌数个磨牙松动和疼痛。若此时轻易拔牙，则可见拔牙窝内有多量软组织，短期内肿瘤即由拔牙窝中长出，似菜花状。所以，在无牙周病且无明显炎症的情况下，若有一或数个牙齿异常松动，应提高警惕，进行 X 线检查，以便早期发现颌骨中的肿物。

七、其他

有的医师企图用橡皮圈不恰当地消除初萌的上颌恒中切牙之间的间隙，橡皮圈会渐渐滑入龈缘以下，造成深牙周袋和牙槽骨吸收，牙齿极度松动和疼痛。患儿和家长常误以为橡皮圈已脱落，实际它已深陷入牙龈内，应仔细搜寻并取出橡皮圈。此种病例疗效一般较差，常导致拔牙。

有些牙龈疾病伴有轻度的边缘性牙周膜炎时，也可出现轻度的牙齿松动，如坏死性龈炎、维生素 C 缺乏、龈乳头炎等。但松动程度较轻，治愈后牙齿多能恢复稳固。发生于颌骨的朗格汉斯细胞组织细胞增生症，为原因不明、累及单核—吞噬细胞系统、以组织细胞增生为主要病理学表现的疾病。当发生于颌骨时，可沿牙槽突破坏骨质，牙龈呈不规则的肉芽样增生，牙齿松动并疼痛，拔牙后伤口往往愈合不良。X 线表现为溶骨性病变，牙槽骨破坏，病变区牙齿呈现"漂浮征"。本病多见于 10 岁以内的男童，好发于下颌骨。其他一些全身疾病，如 Down 综合征、Papillon-Lefevre 综合征等患儿，常有严重的牙周炎症和破坏，造成牙齿松动、脱落。牙周手术后的短期内，术区牙齿也会松动，数周内会恢复至原来动度。

（刘晓晨）

第五节　面部疼痛

一、概述

面部疼痛是口腔科常见的症状，不少患者因此而就诊。有的诊断及治疗都较容易，有的相当困难。不论是何种疼痛，都必须查清引起疼痛的原因。由牙齿引起的疼痛，查出病因是较为容易的，但牵涉性痛（referred pain）和投射性痛（projected pain）的原因，却很难发现。颞下颌关节紊乱病引起的疼痛常会误导诊断思路，因为它们很类似一些其他问题引起的疼痛。

所谓投射性痛，是指疼痛传导途径的某一部位受到刺激，疼痛可能在此神经的周缘分布区发生，颅内肿瘤引起的面部疼痛即属此类疼痛。这类病变可能压迫三叉神经传导的中枢部分而引起其周缘支分布区的疼痛。

投射性痛必须与牵涉性痛相鉴别。所谓的牵涉性痛是疼痛发生部位与致痛部位远离的疼痛。在口腔科领域内，牵涉性痛最常见的例子是下牙病变引起的上牙疼痛。疼痛的冲动发生于有病变的牙齿，如果用局部麻醉方法阻断其传导，牵涉性痛即不发生。即阻断三叉神经的下颌支，可以解除三叉神经上颌支分布区的疼痛。这也是诊断疑有牵涉性痛的一种有效方法。

投射性痛的发生机制是很清楚的，但牵涉性痛却不十分清楚。有学者提出从有病部位传导的冲动有"传导交叉"而引起中枢"误解"的看法，但争议较大。

面部和口腔组织的感觉神经为三叉神经、舌咽神经和颈丛的分支。三叉神经的各分支分布明确，少有重叠现象。但三叉神经和颈丛皮支之间，常有重叠分布。三叉神经、面神经和舌咽神经，以及由自主神经系统而来的分支，特别是与血管有关的交感神经之间，有复杂的彼此交通。交感神经对传送深部的冲动有一定作用，并已证明刺激上颈交感神经节可以引起这一类疼痛。面深部结构的疼痛冲动也可由面神经的本体感受纤维传导。但对这些传导途径在临床上的意义，争论颇大。

与口腔有关的结构非常复杂，其神经之间的联系也颇为复杂。口腔组织及其深部，绝大多数为三叉神经分布。虽然其表面分布相当明确而少重叠，但对其深部的情况了解甚少，故诊断错误难免。

可以把面部疼痛大致分为以下4种类型。

（1）由口腔、面部及密切相关部分的可查出病变引起的疼痛，例如牙痛、上颌窦炎引起的疼痛、颞下颌关节紊乱病引起的疼痛等。

（2）原因不明的面部疼痛。包括三叉神经痛，所谓的非典型性面痛等。

（3）由于感觉传导途径中的病变投射到面部的疼痛，即投射性痛，例如肿瘤压迫三叉神经而引起的继发性神经痛。偏头痛也可列为此类，因其为颅内血管变化引起。

（4）由身体其他部位引起的面部疼痛，即牵涉性痛。例如心绞痛可引起左下颌部的疼痛。

这种分类法仅是为诊断方便而设的，实际上，严格区分有时是很困难的。

对疼痛的客观诊断是极为困难的，因为疼痛本身不能产生可查出的体征，需依靠患者的描述。而患者的描述又受患者的个人因素影响，如患者对疼痛的经验、敏感性、文化程度等。疼痛的程度无法用客观的方法检测，故对疼痛的反应是"正常的"或"异常的"，也无法区别。

对疼痛的诊断应分两步进行。首先应排除由于牙齿及其支持组织以及与其密切相关组织的病变所引起的疼痛，例如：由上颌窦或颞下颌关节紊乱所引起的疼痛。如果全面而仔细的检查不能发现异常，才能考虑其他的可能性。

诊断时，应注意仔细询问病史，包括起病快慢、发作持续时间、有无间歇期、疼痛部位、疼痛性质、疼痛发作时间、疼痛程度、伴随症状，诱发、加重及缓解因素，家族史等。应进行全面、仔细的体格检查及神经系统检查，并根据需要作实验室检查。

二、诊断步骤

1. 问清病史及症状特点

患者对疼痛的叙述是诊断困难的因素之一。由于疼痛是患者的主观症状，其表现依赖于患者的表述，而这种表述常是不准确的，但又与诊断有关联。患者对疼痛的反应决定于两种因素：一是患者的疼痛阈；二是患者对疼痛的敏感性。两者在每一患者都不相同，例如后者就会因患者的全身健康状态的变化及其他暂时性因素而发生改变。患者的叙事能力也会影响对症状表述的清晰程度。

多数患者在疼痛初发作的时候会自行处理或忍耐,来医院就诊时,一般都经过数天甚至数月,疼痛难以自行消退或逐渐加重。因此,通过患者的疼痛描述,可以进行初步鉴别。

(1)炎症性疼痛:多发病急,疼痛剧烈,无自行缓解及间歇期,常伴随发病部位肿胀。

(2)原发性神经痛:包括三叉神经痛和舌咽神经痛。疼痛剧烈,刀刺样,开始持续时间很短,几秒即消失,以后逐渐增加,延续数分钟甚至数十分钟。有"扳机点"存在是此病的特点之一。在两次发作之间,可以无痛或仅有钝痛感觉。可有自然缓解期,数周或数月不等。

(3)颞下颌关节紊乱引起的疼痛:一般发病时间长,疼痛为钝痛,无明确疼痛点,与开口有关。

(4)癌性疼痛:多数患者自认为口腔溃疡引起的疼痛,持续数月,疼痛持续加重,无缓解周期。

2. 确定疾病种类

根据问诊所得的初步印象,作进一步检查,以确定疾病的种类。

检查是通过患者的主诉,针对性地发现引起疼痛的病因。

(1)视诊:首先,通过观察,看看患者疼痛的表情,可以了解疼痛的程度,疼痛剧烈的一般为炎症性。三叉神经疼痛剧烈,但持续时间短。口腔癌性疼痛一般都为中度疼痛,颞下颌关节紊乱疼痛一般为钝痛或不适。其次,检查患者有无明显的器质性疾病,炎症都伴有疼痛部位的肿胀、皮肤发红,检查口腔内是否有肿瘤性病变。

(2)触诊及扣诊:多数面部疼痛属自发性,触诊和扣诊可以加重或引起疼痛,检查具体疼痛的部位来进一步诊断。炎症性疼痛扣诊会加重疼痛,三叉神经痛触诊和扣诊"扳机点"可以引发剧烈疼痛,癌性病变触诊也加重疼痛,颞下颌关节紊乱常因压迫某些关节相关的肌肉点引起疼痛。

3. 影像学检查

通过影像学检查,可以发现引起疼痛的颌骨疾病、面部深区病变以及颅内病变。

(1)曲面体层:可以显示颌骨是否有病变,如中央性颌骨癌,颌骨破坏性病变导致其周围面部疼痛。

(2)CT扫描:可以显示是否存在颞下凹、颅底及颅内占位性病变,从而引起所属神经区域面部疼痛。畸形性骨炎(Paget病)如累及颅底,可使卵圆孔狭窄而压迫三叉神经,产生疼痛症状;疼痛也可由于整个颅骨的畸形,使三叉神经感觉根在越过岩部时受压而产生。

(李　季)

第六节　腮腺区肿大

一、概述

腮腺区肿大相当常见。引起腮腺区肿大的原因很多,可以是腮腺本身的疾病,也可以是全身性疾病的局部体征或者非腮腺组织(如咬肌)的疾病,应对其作出鉴别诊断。

从病因上，大致可以将腮腺区肿大分为以下 5 种。

（1）炎症性腮腺肿大，其中又可分为感染性及非感染性两类。

（2）腮腺区肿瘤及类肿瘤病变。

（3）症状性腮腺肿大。

（4）自身免疫病引起的腮腺肿大。

（5）其他原因引起的腮腺肿大。

二、诊断

诊断时，应根据完整的病史与临床特点，结合患者的具体情况进行各种辅助检查，例如腮腺造影、唾液流量检查、唾液化学分析、放射性核素显像、活组织检查、实验室检查、超声检查等。

腮腺区肿大最常见的原因是腮腺本身的肿大，故首先应确定腮腺是否肿大。在正常情况下，腮腺区稍呈凹陷，因腮腺所处位置较深，在扪诊时不能触到腺体。腮腺肿大的早期表现，是腮腺区下颌支后缘后方的凹陷变浅或消失，如再进一步肿大，则耳垂附近区向外隆起，位于咬肌浅层部的腮腺浅叶亦肿大。颜面水肿的患者，在侧卧后，下垂位的面颊部肿胀，腮腺区亦肿起，应加以鉴别。此种患者在改变体位后，肿胀即发生改变或消失。

三、可能引起腮腺区肿大的各类疾病的特点

1. 流行性腮腺炎

为病毒性感染，常春季于流行，4 月及 5 月为高峰。以 6 ~ 10 岁儿童多见，2 岁以前少见，有时也发生于成人。病后终身免疫。患者有发热、乏力等全身症状。腮腺肿大先表现于一侧，4 ~ 5 天后可累及对侧，约 2/3 患者有双侧腮腺肿大。有的患者可发生下颌下腺及舌下腺肿大。腮腺区饱满隆起，表面皮肤紧张发亮，但不潮红，有压痛。腮腺导管开口处稍有水肿及发红，挤压腮腺可见清亮的分泌液。血常规白细胞计数正常或偏低。病程约 1 周。

2. 急性化脓性腮腺炎

常为金黄色葡萄球菌引起，常发生于腹部较大外科手术后；也可为伤寒、斑疹伤寒、猩红热等疾病的并发症；也见于未得控制的糖尿病、脑血管疾病、尿毒症等。主要诱因为机体抵抗力低下、口腔卫生不良、摄入过少而致唾液分泌不足等，细菌经导管口逆行感染腮腺。

主要症状为患侧耳前下突然发生剧烈疼痛，后即出现肿胀，局部皮肤发热、发红，并呈硬结性浸润，触痛明显。腮腺导管口显著红肿，早期无唾液或分泌物，当腮腺内有脓肿形成时，在导管口有脓栓。患者有高热、白细胞计数升高。腮腺内脓肿有时可穿透腮腺筋膜，向外耳道、颌后凹等处破溃。

3. 慢性化脓性腮腺炎

早期无明显症状，多因急性发作或反复发作肿胀而就诊。发作时腮腺肿胀并有轻微肿痛、触痛，导管口轻微红肿，挤压腺体有"雪花状"唾液流出，有时为脓性分泌物。造影表现为导管系统部分扩张、部分狭窄而似腊肠状；末梢部分扩张呈葡萄状。

4. 腮腺区淋巴结炎

又称假性腮腺炎，是腮腺包膜下或腮腺实质内淋巴结的炎症。发病慢，病情轻，开始为局限性肿块，以后渐肿大，压痛。腮腺无分泌障碍，导管口无脓液。

5. 腮腺结核

一般为腮腺内淋巴结发生结核性感染，肿大破溃后累及腺实质。常见部位是耳屏前及耳垂后下，以肿块形式出现，多有清楚界限，活动。有的有时大时小的炎症发作史，有的肿块中心变软并有波动。如病变局限于淋巴结，腮腺造影表现为导管移位及占位性改变；如已累及腺实质，可见导管中断，出现碘油池，似恶性肿瘤。术前诊断有时困难，常需依赖活组织检查。

6. 腮腺区放线菌病

常罹患部位为下颌角及升支部软组织以及附近颈部。肿块，极硬，与周围组织无清晰界限，无痛。晚期皮肤发红或呈黯紫色，脓肿形成后破溃，形成窦道，并此起彼伏，形成多个窦道。脓液中可发现"硫磺颗粒"。如咬肌受侵则有开口困难。根据症状及活组织检查（有时需作多次）可确诊。腮腺本身罹患者极为罕见。

7. 过敏性腮腺炎

有腮腺反复肿胀史。发作突然，消失也快。血常规检查有嗜酸性粒细胞增多。用抗过敏药或激素可缓解症状。患者常有其他过敏史。由于与一般炎症不同，也被称为过敏性腮腺肿大。

药物（如含碘造影剂）可引起本病，多在造影侧发生。含汞药物，如胍乙啶、保泰松、长春新碱等也可引起。腮腺及其他唾液腺可同时出现急性肿胀、疼痛与压痛。

8. 腮腺区良性肿瘤

以腮腺多形性腺瘤最常见。多为生长多年的结节性中等硬度的肿块。B超、CT或者MRI影像学检查可见占位性病变。此外，血管畸形（海绵状血管瘤）、神经纤维瘤、腺淋巴瘤等也可见到。

9. 腮腺区囊肿

腮腺本身的囊肿罕见。有时可见到第一鳃裂囊肿和第二鳃裂囊肿。前者位于腮腺区上部，与外耳道相接连；后者常位于腮腺区下部，下颌角和胸锁乳突肌之间。此等囊肿易破裂而形成窦道。B超显示囊性占位性病变。

10. 腮腺恶性肿瘤

腮腺本身的恶性肿瘤不少见，各有其特点，如遇生长较快的肿块，与皮肤及周围组织粘连，有局部神经症状，如疼痛、胀痛，或有面神经部分受侵症状；CT和B超显示占位性病变，并有可能显示恶性征象。

全身性恶性肿瘤，如白血病、霍奇金病等，也可引起腮腺肿大，但罕见。

11. 嗜酸性粒细胞增多性淋巴肉芽肿

常表现为慢性腮腺区肿大，可有时大时小的消长史。病变区皮肤因瘙痒而变得粗糙。末期血常规示嗜酸性粒细胞增多，有时可伴有全身浅层淋巴结肿大。

12. 症状性腮腺肿

大多见于慢性消耗性疾病，如营养不良、肝硬化、慢性酒精中毒、糖尿病等。有时见于妊娠期及哺乳期。腮腺呈弥散性均匀肿大，质软，左右对称，一般无症状，唾液分泌正常。随全身情况的好转，肿大的腮腺可恢复正常。

13. 单纯性腮腺肿

大多发生在青春期男性，又称青春期腮腺肿大。多见于身体健康、营养良好者。可能为生长发育期间某种营养成分或内分泌的需要量增大造成营养相对缺乏，而引起腮腺代偿性肿大。肿大多为暂时的，少数则因肿大时间过久而不能消退。

另外，肥胖者或肥胖病者因脂肪堆积，也可形成腮腺肿大。

14. 舍格伦（Sjögren）综合征

舍格伦综合征常见于中年女性，主要有三大症状，即口干、眼干及结缔组织病（最常为类风湿关节炎）。如无结缔组织病存在，称为原发性舍格伦综合征，有结缔组织病存在时称为继发性舍格伦综合征。约有 1/3 的患者有腮腺肿大，常表现为双侧性弥漫性肿大。结节型舍格伦综合征可表现为肿块。根据临床表现、唾液流量检查、唇腺活检、腮腺造影、放射性核素扫描及实验室检查的结果，可作出诊断。

15. 咬肌良性肥大

可发生于单侧或双侧，原因不明。单侧咬肌肥大可能与偏侧咀嚼有关。无明显症状，患者主诉颜面不对称。检查时可发现整个咬肌增大，下颌角及升支（咬肌附着处）亦增大。患者咬紧牙齿时，咬肌明显可见，其下方部分突出，似一软组织肿块。B 超或 CT 检查可见咬肌肥大，无占位性病变。

16. 咬肌下间隙感染

典型的咬肌下间隙感染常以下颌角稍上为肿胀中心，患者多有牙痛史，特别是阻生第三磨牙冠周炎史。有咬肌区的炎性浸润，严重的开口困难等。腮腺分泌正常。

17. 黑福特（Heerfordt）综合征

又称眼色素层炎，是以眼色素层炎、腮腺肿胀、发热、脑神经（特别是面神经）麻痹为特点的一组症状。一般认为是结节病的一个类型，是一种慢性肉芽肿性疾病，多见于年轻人。患者可有长期低热，眼部症状如虹膜炎或眼色素层炎，常发生于腮腺肿大之前，单眼或双眼先后或同时发生并反复发作，久之可致失明。单侧或双侧腮腺肿大，较硬，结节状，无痛。腮腺肿胀但不形成化脓灶，可自行消散，也可持续数年。患者可有严重口干，也可出现面神经麻痹，多在眼病及出现腮腺症状后出现。

（李　季）

第二章

龋病

第一节　概述

龋病是一种以细菌为主要病原，多因素作用下，发生在牙齿硬组织的慢性、进行性、破坏性疾病。龋的疾病过程涉及多种因素，现代研究已经证明牙菌斑中的致龋细菌是龋病的主要病原。致龋细菌在牙菌斑中代谢从饮食中获得的碳水化合物生成以乳酸为主的有机酸，导致牙齿中的磷灰石结构脱矿溶解。在蛋白酶进一步的作用下，结构中的有机物支架遭到破坏，临床上表现为牙齿上出现不能被自体修复的龋洞。如果龋洞得不到及时的人工修复，病变进一步向深层发展，可以感染牙齿内部的牙髓组织，甚至进入根尖周组织，引起更为严重的机体的炎症性病变。

根据近代对龋病病因学的研究成果，一般将龋病定义为一种与饮食有关的细菌感染性疾病。这一定义强调了细菌和糖在龋病发病中的独特地位。然而，从发病机制和机体的反应过程来看，龋病又不完全等同于发生在身体内部的其他类型感染性疾病。

早期的龋损，仅表现为一定程度的矿物溶解，可以没有牙外形上的缺损，更没有临床症状，甚至在一般临床检查时也不易发现。只有当脱矿严重或形成窝洞时，才可能引起注意。若龋发生在牙的咬合面或唇颊面，常规临床检查时可以见到局部脱矿的表现，如牙表面粗糙，呈白垩状色泽改变。若病变发生在牙的邻面，则较难通过肉眼观察发现。临床上要借助探针或其他辅助设备，如 X 线摄片，才可能发现发生在牙邻面的龋。龋的早期常无自觉症状，待出现症状或发现龋洞的时候，往往病变已接近牙髓或已有牙髓病变。

一、流行病学特点

1. 与地域有关的流行特点

龋是一种古老的疾病，我国最早关于龋病的记载可以追溯到 3000 年前的殷墟甲骨文中。但近代龋病的流行并引起内外专业人士的广泛关注，主要是在欧美国家。20 世纪初，随着食品的精化，一些西方国家的龋病患病率几乎达到了人口的 90% 以上，严重影响人民的身体健康和社会经济生活。那时，由于高发病地区几乎全部集中在发达国家和地区，有西方学者甚至将龋病称为 "现代文明病"。用现在的知识回顾分析当时的情况可以发现，这些地区那时候之所以有那么高的龋发病率，是与当时的高糖饮食有关的。过多的摄入精制碳水化合物和不良的口腔卫生习惯是龋病高发的原因。到了近代，西方国家投入了大量资金和人力对龋齿进行研究。在逐步认识到龋病的发病原因和发病特点基础上，这些国家逐步建立了有效的口腔保健体系，采取了有效的口腔保健措施，从而使龋病的流行基本得到了控制。目前，在一些口腔保健体系健全的发达国家和地区，无龋儿童的比例超过了 70%。然而，经济和教育状况越来越影响口腔保健和口腔健康的程度。在欠发达的地区和国家，由于经济和教育水平低，口腔保健知识普及率低，口腔保健措施得不到保障，龋病的发病率仍保持在较高的水平，并有继续上升的趋势。目前，世界范围内，龋病发病正在向低收入、低教育人群和地区转移。现在没有人再会认为龋病是"现代文明病"了。

2. 与年龄有关的流行特点

流行病学的研究表明，人类龋病的发病经历几个与年龄有关的发病高峰。这些与年龄有关的发病高峰，主要与牙齿的萌出和牙齿周围环境的变化有关。乳牙由于矿化程度和解剖上的特殊性（如窝沟多而深）更容易患龋；初萌的牙由于矿化尚未成熟更容易患龋，窝沟龋也多在萌出后的早期阶段发生。这样形成了一个 6~12 岁的儿童龋病的发病高峰。龋的危害在这个阶段表现得最为突出。由于这一特点，有学者甚至认为，龋病主要是一种儿童病。然而，龋病的发生实际是贯穿人的一生的。尤其到了中年以后，由于生理和病理的原因，牙根面暴露的机会增加，牙菌斑在根面聚集的机会增加，如果得不到有效的清洁，患龋的机会就会增加，因此形成了中老年根龋的发病峰期。这种与年龄有关的发病高峰可以通过大规模的流行病学调查发现，主要与牙齿的发育、萌出、根面暴露和口腔环境随年龄的改变有关。

3. 与饮食有关的流行特点

人的饮食习惯因民族和地区而异。然而，随着食品加工业的发展，不分地区和种族，人类越来越多地接触经过精细加工的食品。西方人较早接触精制碳水化合物，饮食中摄入蔗糖的量和频率普遍较高。在以往缺少口腔保健的情况下，他们的龋患病率自然很高。而我国的西藏和内蒙古自治区，食物中的纤维成分多，蔗糖摄入少，人的咀嚼功能强，自洁力强，龋的患病率就低。人类的饮食结构并不是一成不变的，近代西方国家由于认识到龋与饮食中碳水化合物尤其是蔗糖的关系，开始调整饮食结构和进食方法，已经收到了十分显著的防龋效果。然而在大量发展中国家，随着经济的发展，文化和饮食的精化和西化，人对糖的摄入量增加，如果缺乏良好的口腔卫生教育，缺乏有效的口腔卫生保健措施和保健体系，龋齿的发病率则会显著增加。

4. 与教育和经济状况有关的流行特点

经过百年的研究，人们对龋病的发病过程已经有了较为清晰的认识，具备了一系列有效的预防和控制手段。但这些知识的普及与人们受教育的程度和可以接受口腔保健措施的经济状况密切相关。在发达国家，多数人口已经享受到了有效的口腔医学保健所带来的益处，所以整个人口的患龋率降低，龋病的危害减少。但即使在这样的国家仍有部分低收入人群和少数民族获益较少。世界范围内，患龋者正在向低收入和受教育程度低的人群转移，这已经成为比较突出的社会问题。对于发展中国家来说，经济开放发展的同时，必须注意相应健康知识的普及和保健预防体系的建立。

二、龋病对人类的危害

龋病的危害不仅局限在受损牙齿本身，治疗不及时或不恰当还可导致一系列继发病症。由龋病所引发的一系列口腔和全身问题，以及由此对人类社会和经济生活的长远影响是无论如何都不应该忽略的。

患了龋病，最初为患者本人所注意的常是有症状或可见牙齿上明显的缺损。轻微的症状包括食物嵌塞或遇冷遇热时的敏感症状。当主要症状是持续的疼痛感觉时，感染多已波及牙髓。多数患者是在牙齿发生炎症疼痛难忍时，才不得不求医的。这时候已经不是单纯的龋病了，而可能是发生了牙髓或根尖周围组织的继发病变。在口腔科临床工作中，由龋病导致牙髓炎和根尖周炎而就诊的患者占了很大的比例，有人统计占综合口腔科的50%以上，也有人报道这些患者可占因牙痛就诊的口腔急诊患者的70%以上。急性牙髓炎和根尖周炎可以给患者造成很大痛苦，除了常说的牙痛或牙敏感症状外，严重的根尖周组织感染若得不到及时控制，还可继发颌面部的严重感染，甚至危及生命。慢性的根尖周组织的感染实际上是一种存在于牙槽骨中的感染病灶，也可以成为全身感染的病灶。龋齿得不到治疗，最终的结果必然是牙齿的丧失，要恢复功能必须进行义齿或种植体的修复。如果对早期丧失的牙齿不及时修复还会形成剩余牙齿的排列不齐或咬合问题。严重时影响美观和功能，不得不通过正畸的方法予以矫正。另外，不适当的口腔治疗可能造成新的龋病危险因素。在龋齿有关的后续一系列治疗中（如义齿修复、正畸治疗），口腔环境可能发生一些更加有利于龋齿发生的改变，如不恰当的修复装置可能破坏正常的口腔微生态环境，进一步增加患者患龋病和牙周病的危险性。

龋病对身体健康的影响是显而易见的，但对人类社会生活和经济生活的长远影响却往往被忽略。由于龋病的慢性发病特征，早期常不被注意。一旦发生症状，则需要较复杂的治疗过程和较多的治疗费用。人有28~32颗牙齿，相关治疗的费用在任何时候、任何地点都是很大的。如果将社会和个人花在龋齿及其继发病症的治疗和预防的费用总量与任何一种单一全身疾病的费用相比较，人们就会发现，龋病不仅是一个严重影响人类健康的卫生问题，还可能是一个重要的经济问题，甚至引起严重的社会问题。这或许这就是世界卫生组织（world health organization，WHO）曾将龋病列在肿瘤和心血管疾病之后，作为影响人类健康的第三大疾病的理由之一。

（杨　淇）

第二节　龋的病因

牙齿硬组织包括牙釉质、牙本质、牙骨质，是高度矿化的组织。牙齿硬组织离开人体是最不易被微生物所破坏的组织，但在体内则恰恰相反，是最容易被破坏且不能再生的组织。关于龋病的病因，尽管迄今尚不能宣布完全清楚，也没有十分完整和肯定的病因学理论，但已有的科学证据和临床实践越来越支持化学细菌致龋的理论。化学细菌致龋理论是目前应用最广的病因学理论。

一、化学细菌致龋理论

很早就有人提出"酸致牙齿脱矿与龋形成有关"。但在相当一段时间并没有实验依据证明这种推测。直至100多年前，W. D. Miller通过一系列微生物学试验，证明了细菌代谢碳水化合物（或糖）产酸，酸使矿物溶解，并形成类似临床上早期釉质龋的白垩样变，提出了著名的"化学细菌学理论"，又称"化学寄生学说"。Miller提出上述学说主要依据的是体外的脱矿试验，包括以下三点。

（1）将牙齿放在混有糖或面包和唾液的培养基中孵育，观察到牙齿脱矿。

（2）将牙齿放在混有脂肪和唾液，不含糖的培养基中孵育，未见牙齿脱矿。

（3）将牙齿放在混有糖或面包和唾液中的培养基中，煮沸后再孵育，未见牙齿脱矿。

与此同时，Miller 从唾液和龋损部位中分离出多种产酸菌。Miller 认为，龋可分为两个阶段：第一阶段是细菌代谢糖产酸，酸使牙齿硬组织溶解；第二阶段是细菌产生的蛋白酶溶解牙齿中的有机物。目前，已有多种方法可以在体内或体外形成类似早期龋脱矿的龋样病损。但是迄今为止，由于釉质中有机物含量极低，还没有足够的证据说明釉质在龋损过程有蛋白溶解的过程。

Miller 的学说基本主导了过去 100 年来的龋病病因和预防研究。甚至可以说，近代龋病病因学的发展均没有超出这一学说所涉及的范围。近代龋病学的主要发展即对致龋微生物的认定，确定了龋是一种细菌感染性疾病。这一认识形成于 20 世纪 50 年代。1955 年 Orland 等学者的经典无菌和定菌动物试验，一方面证实了龋只有在微生物存在的情况下才能发生，另一方面证明了一些特定的微生物具有致龋的特征。在随后的研究中，研究者进一步证明了只有那些易于在牙面集聚生长并具有产酸和耐酸特性的细菌才可称为致龋菌。进而，一系列研究表明变形链球菌是非常重要的致龋菌。一部分学者乐观地认为，龋是由特异性细菌引起的细菌感染性疾病。由此引发了针对主要致龋菌变形链球菌的防龋疫苗研究。但是近代的研究表明，龋病形成的微生态环境十分复杂，很难用单一菌种解释龋发生的过程。更为重要的是，人们已经发现，所有的已知致龋菌总体来讲都是口腔或牙面上的常驻菌群，在产酸致龋的同时，还可能担负维持口腔生态平衡的任务。

从病原学的角度来看，将龋病定义为细菌感染性疾病是正确的，但龋病的感染过程和由此激发的机体反应并不完全等同于身体其他部位的细菌感染性疾病。首先，细菌的致龋过程是通过代谢糖产生的有机酸实现的，而不是由细菌本身直接作用于机体或机体的防御体制；其次，龋病发生时或发生后并没有足够的证据表明机体免疫防御系统有相应的抗病原反应。因此，通过抗感染的方法治疗或预防龋齿还有许多未知的领域。

另外，在龋病研究中有一个重要的生态现象不容忽视，即细菌的致龋作用不是孤立发生的，而必须是通过附着在牙表面的牙菌斑的微生态环境才能实现。甚至可以说，没有牙菌斑，就不会得龋齿。

二、其他病因学说

除了化学细菌学说外还有众多其他致龋理论，可见于各类教科书尤其是早期的教科书，感兴趣的读者可以查阅相关的龋病学专著。比较重要的有蛋白溶解学说和蛋白溶解—螯合学说。

蛋白溶解学说起源于对病损过程的组织学观察。光学显微镜下观察发现，牙釉质中存在釉鞘、釉板等含有较多有机物的结构。有学者认为，龋发生的过程中，先有这些有机物的破坏，然后才是无机物的溶解。在获得一些组织学证据之后，Cottlieb 和 Frisbie 等学者在 20 世纪 40 年代提出了蛋白溶解学说。但今天看来，这一学说很难成立。首先，釉质中的有机物含量极低，即使在牙本质这样含有较多有机物的组织中，有机物也是作为矿化的核心被高度矿化的矿物晶体包绕，外来的蛋白酶如果溶解组织中的有机物必须先有矿物的溶解，才可能接触到内层的胶原蛋白；其次，电子显微镜的研究已经基本上否认了釉鞘、釉柱的实质性存在。研究表明，光学显微镜下看到的釉柱或柱间质只是晶体排列方向的变化，而无化学构成的不同。

蛋白溶解—螯合学说是1955年由Schatz和Martin提出的，他们指出："龋的发生是细菌生成的蛋白酶溶解有机物后，通过进一步的螯合作用造成牙齿硬组织溶解形成龋。"然而，这一学说只有理论，没有实验或临床数据支持，近代已很少有人提及。

三、龋病病因的现代理论

现代主要的龋病病因理论有三联因素或四联因素理论，后者是前者的补充，两者都可以认为是化学细菌致龋理论的继续和发展。

（一）三联因素论

1960年，Keyes作为一个微生物学家首先提出了龋病的三联因素论，又称"三环学说"。三联因素指致龋细菌、适宜的底物（糖）和易感宿主（牙齿和唾液）。三环因素论的核心是三联因素是龋病的必需因素，缺少任何一方都不足以致龋。其他因素都是次要因素，或者通过对必要因素的影响发挥致龋作用（图2-1）。

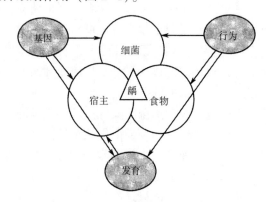

图2-1　龋是多因素相关的疾病

1. 致龋细菌

致龋细菌黏附在牙面上，参与牙菌斑的形成并具有产生有机酸和其他致龋物质的能力，同时又具有能够在较低pH条件下生存和继续产酸的能力（耐酸）。细菌的代谢产物是造成牙齿硬组织破坏的因素，所以可以认为细菌是病原因素。目前对已知的致龋菌研究最多的是变形链球菌族，因为它能够合成多聚糖（主要是葡聚糖）。葡聚糖作为菌斑的基质，在牙菌斑的形成中起重要作用。而牙菌斑是细菌在牙面上赖以生存的生态环境，没有这样的环境，龋同样是不能发生的。研究较多的致龋细菌还有乳杆菌和放线菌。前者具有强的产酸和耐酸能力，在龋坏的组织中检出较多，一般认为在龋的发展中起重要作用；后者则参与根面菌斑的形成，与牙根龋的发生关系密切。

关于致龋菌的研究经历了一个多世纪。19世纪末Miller的研究证明细菌发酵产酸并提出了著名的化学细菌致龋学说。早期由于在龋坏部位发现较多的乳杆菌，乳杆菌作为致龋菌受到较多关注。及至20世纪50年代，通过动物实验证明了只有在细菌存在的情况下才能够发生龋，单一的细菌也可以致龋。利用定菌鼠的方法，确定了一些细菌的致龋性。从20世纪60年代开始，由于发现了变形链球菌家族在利用蔗糖合成多聚糖中的作用，龋病病原学的研究更多地聚焦在变形链球菌和绒毛链球菌上。这一阶段的成果，极大地增加了人们对菌斑形成过程的了解。相当一段时间，口腔变异链球菌作为主要的致龋菌受到广泛的重视和深入研究。许多学者乐观地希望通过防龋疫苗消灭龋齿。然而经过多年的努力，防龋疫苗的工作进展缓慢。主要的不是技术方面的问题，而是病原学上的问题，即目前的病原学研究尽管有大量的证据表明变异链球菌是口腔中最主要的致龋菌，但还不能够确定地认为它就是龋病发病中的特异致龋菌。既然龋尚不能肯定为是一种特异菌造成的疾病，就无法估计针对某种特异细菌的疫苗所能产生的防龋效果的大小。由于防龋疫苗的使用是一项涉及面广、需要有相当投入的工作，如果事先对其预期效果和安全性没有科学的评估和预测，很难进入临床实验阶段。而没有临床实验的验证，防龋疫苗根本不可能进入临床应用。

近年的研究表明，除了前述的变形链球菌、乳杆菌和放线菌外，一组非变链类口腔链球菌在龋病的进展过程中起作用。可以认为非变链类链球菌有致龋能力，并可能在龋病的初始期起作用。

2. 适宜的底物（糖）

口腔中有许多细菌具有代谢糖产酸的功能。由于牙菌斑糖代谢生成的主要有机酸是乳酸，这些细菌又可称为产乳酸菌。产乳酸菌在生物界具有许多有益功能，如分解发酵乳类制品，有利于人类消化。口腔中产乳酸菌生成的乳酸，一方面在维持口腔生态平衡中可能存在有益的一面，另一方面如果得不到及时清除，在菌斑中滞留，则导致牙齿持续的脱矿，显然是不利的。一些口腔细菌具有利用糖合成多聚糖的功能，包括细胞内多糖和细胞外多糖，前者可以为细菌本身贮存能量，后者则作为菌斑的基质。在所有的糖类物质中，蔗糖最有利于细菌产酸和形成多糖，因此，蔗糖被认为具有最强的致龋性。糖的致龋性是通过局部作用产生的，不经口腔摄入不会致龋。但是，具有甜味作用的糖代用品，如木糖醇，经过细菌代谢时不产酸也不合成多糖，所以是不致龋的。

3. 易感宿主（牙齿和唾液）

牙齿自身的结构、矿化和在牙列中的排列，牙齿表面的物理化学特性，唾液的质和量等多种因素代表了机体的抗龋力。窝沟处聚集的菌斑不易清除，窝沟本身常可能有矿化缺陷，因而更易患龋。排列不齐或邻近有不良修复体的牙齿由于不易清洁，菌斑易聚集，更易患龋。牙齿表面矿化不良或粗糙，不仅增加了表面聚集菌斑的可能，也增加了患龋的机会。牙齿自身的抗龋能力，包括矿化程度、化学构成和形态完善性，主要在牙的发育阶段获得。牙齿萌出后可以通过局部使用氟化物增加表层的矿化程度，也可以通过窝沟封闭剂封闭不易清洁的解剖缺陷。

机体抗龋的另一个重要的因素是唾液，唾液的正常分泌和有效的功能有助于及时清除或缓冲菌斑中的酸。唾液分泌不正常，如分泌过少或无法到达菌斑产酸的部位，都会增加患龋的机会。

与龋病发生的有关因素很多，但大量的临床和实验研究表明，所有因素都是与上述三联因素有关或通过上述因素起作用。不良的口腔卫生增加菌斑的聚集、增加有机酸在局部的滞留，是通过影响微生物的环节起作用的；而低收入及低教育水准，意味着口腔保健知识和保健条件的缺少，影响对致龋微生物和致龋食物的控制，从而导致龋在此人群中多发。

（二）龋的四联因素论

龋的四联因素论又称四环学说。20 世纪 70 年代，同样是微生物学家的 Newbrun 在三联因素的基础上加上了时间的因素，提出了著名的四联因素论。四联因素的基本点是：①龋的发生必须具备致龋菌和致病的牙菌斑环境；②必须具备细菌代谢的底物（糖）；③必须是在局部的酸或致龋物质聚积到一定浓度并维持足够的时间；④必须是发生在易感的牙面和牙齿上。应该说，四联因素论较全面地概括了龋发病的本质，对于指导进一步研究和预防工作起了很大的作用。但严格来讲，无论是三联因素论还是四联因素论作为发病机制学说似乎更为合适，而不适合作为病因论。因为除了微生物之外，食物和牙齿无论如何不应归于病原因素中。

四、其他与龋有关的因素

如上文所述，致龋细菌、适宜的底物（糖）和易感宿主是三个最关键的致龋因素。然而，与龋有关的因素还有很多。龋是一种多因素的疾病，但是所有其他因素都是通过对关键因素的影响而发生作用的。

1. 微生物

致龋细菌具有促进菌斑生成、产酸和耐酸的能力，是主要的病原物质。除此之外，其他的微生物也可以对龋的发生和发展起作用。正常情况下口腔微生物处于一个生态平衡的状态。一些细菌可能本身不致龋，但却可以通过影响致龋菌对龋的过程产生作用。例如：口腔中的血链球菌，本身致龋性很弱。血链球菌在牙面的优先定植，有可能减少变异链球菌在牙面的黏附和生长，进而减少龋的发生。另外一些非变链类链球菌产酸性不高，但对于维持牙菌斑的生存有作用，有助于龋的形成；或对产生的有机酸有缓冲作用，有助于龋的抑制。

2. 口腔保健

口腔保健包括有效的刷牙，去除菌斑和定期就诊。有效的口腔保健措施和有效的实施是减少龋齿的重要因素。

3. 饮食

食物中的碳水化合物是有机酸生成反应的底物，尤其是蔗糖，被认为是致龋因素，甚至认为是病因之一。根据细菌代谢食物的产酸能力，将食物可简单地分为致龋性食物和非致龋性食物。致龋性食物主要是含碳水化合物的食物。根据糖的产酸性排列，依次是蔗糖、葡萄糖、麦芽糖、乳糖、果糖等。食物的致龋性还与食物的物理性质有关。黏性、易附着在牙面的，更有助于糖致龋的作用。除了这些对致龋有作用的食物外，剩下的多数应该是非致龋性的。关于抗龋性的食物，由于很难从实践中予以证实或检验，很少这样说。非致龋性食物多为含蛋白质、脂肪和纤维素的食物，如肉食、蔬菜等。一些食品甜味剂不具备碳水化合物与细菌代谢产酸的结构，不具备产酸性，因此不致龋，如木糖醇和山梨醇。

由于糖与龋的密切关系，预防龋齿必须控制糖的摄入。然而还应该认识到人类的生存需要充足的营养和能量，糖尤其是蔗糖是人类快速获取能量的重要来源。从营养学的角度，不可能将碳水化合物从食谱中取消。唯一能做的是减少进食的频率，减少糖在口腔中存留的时间。

4. 唾液因素

唾液作为宿主的一部分，归于与龋有关的关键宿主因素。唾液的流量、流速和缓冲能力决定了其对酸的清除能力，与龋关系密切。影响唾液流量的因素除了唾液腺损伤和功能障碍之外，还与精神因素等有关。

5. 矿物元素

牙齿的基本矿物组成是羟磷灰石，是磷酸钙盐的一种，主要成分为钙和磷。环境中的钙、磷成分有助于维护矿物的饱和度，有助于减少牙齿硬组织的溶解，还有助于再矿化发生。氟是与牙齿健康关系最密切的元素。人摄入过量的氟可能导致氟牙症，严重的时候还会导致骨的畸形，称为氟骨症。但环境中微量的氟，如牙膏中的氟、口腔菌斑中的氟，则有利于抑制脱矿和增加再矿化的作用，达到预防龋的效果。其他和龋有关的元素多是与牙矿物溶解有关的元素，如锶、钼、镧元素有抑制脱矿的作用，而镁、碳、硒元素有促进脱矿的作用。

6. 全身健康与发育

牙齿发育期的全身健康状况可以影响牙的发育和矿化，进而对牙齿对龋的易感性产生影响。

7. 家族与遗传

双生子的研究结果表明，人对龋的易感性极少与遗传有关，主要的是由环境因素决定的。但是遗传对龋相关的其他因素有明显的作用，如牙的形态包括窝沟形态，受遗传因素影响较大。而人的饮食习惯与家庭生活环境有关。

8. 种族

种族间龋患的差异主要来源于饮食习惯、卫生保健方式和社会文化教育方面的差异，与种族本身的差异不大。

9. 社会经济及受教育的程度

经济状态的差异决定了人接受教育、口腔保健知识和获得口腔保健措施的程度，因此与龋有关。

（杨　淇）

第三节　龋的发病过程和发病机制

龋的发病过程要经过牙菌斑形成、致龋菌在牙菌斑环境内代谢糖产酸形成多聚糖、酸使牙齿硬组织溶解成洞 3 个重要环节（图 2-2）。

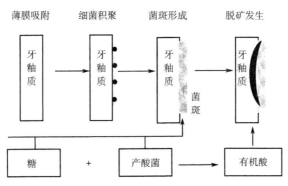

图 2-2　龋的发病过程

一、牙菌斑形成

牙菌斑指附着在牙表面的膜样物质，即牙表面生物膜，含有微生物（菌斑容量的60%~70%）、基质和水。细菌是牙菌斑微生物中的主体，基质主要由细菌分泌的多糖组成。其他成分包括细菌代谢生成的有机酸，来自唾液或龈沟液的成分等。

牙菌斑的形成开始于获得性膜的形成。获得性膜是牙面上沉积的唾液薄膜，其沉积机制类似静电吸附的作用，与牙表面的能量分布和唾液成分的结构有关。获得性膜的主要蛋白成分有糖蛋白、唾液蛋白、黏蛋白等。纯粹的唾液薄膜在光学显微镜下观察，是一种无细胞的均质结构。获得性膜可以在清洁后的牙面迅速形成并在数小时内达到稳定的状态，且不易为一般的清洁措施清除。获得性膜的形成在很大程度上决定了牙面对细菌的吸引力。

几乎在获得性膜形成的同时，细菌借助其在牙面上黏附，并在其中生长、发育形成稳定的细菌菌落。细菌向获得性膜的黏附靠的是膜表面电荷间的吸引。最早借助获得性膜定居在牙面上的是球菌，而后才有其他菌类的黏附和生长。

黏附到牙面的细菌要经过生长、繁殖，同时吸聚其他细菌，才可能成为成熟的菌斑。细菌间的聚集可以借助各自膜表面的结构特征，相互吸引结合，更主要的是通过合成细胞外多糖尤其是不溶于水的多糖来完成。细菌利用蔗糖合成葡聚糖成为菌斑的基质，而一些细菌表面结合的葡糖基转移酶对葡聚糖有很强的亲和力，从而形成了细菌聚集的基础。葡聚糖在细菌与牙面、细菌与细菌之间起桥梁作用，促进细菌对牙面获得性膜的黏附和细菌间的聚集，是菌斑成熟的关键成分。

早期形成的菌斑质地疏松，随着时间的延长，菌斑内部的细菌数量增多、密度增加、渗透性降低、有毒产物增加。一般认为3天后的菌斑中细菌种类、成分和密度基本恒定，为成熟菌斑。成熟菌斑深处接近牙面的部分常呈厌氧状态或兼性厌氧状态。

成熟的菌斑结构致密，渗透性减弱，成为相对独立的微生态环境，有利于细菌产酸，不利于酸的扩散和清除。菌斑中的液态环境称牙菌斑液，是牙齿硬组织溶解的液态环境。现代研究表明，龋齿只有在菌斑聚集的部位才可以发生，甚至可以说，没有菌斑，就不会得龋。

二、牙菌斑中的糖代谢

人进食时摄入的糖尤其是小分子的蔗糖、葡萄糖、果糖，可直接进入菌斑，为致龋细菌代谢利用。细菌在菌斑内的糖代谢包括分解代谢和合成代谢，还包括代谢生成的物质在菌斑内外的贮运。

1. 分解代谢

对于龋病有意义的是菌斑的无氧酵解过程。由于菌斑深层缺氧，细菌代谢糖主要通过无氧酵解过程，生成有机酸。菌斑和菌斑液中可以检测到甲酸、乙酸、乳酸、丙酸、琥珀酸、丙酮酸和丁酸等多种短链有机酸，但若干临床漱糖试验表明，糖代谢后增加最明显的是乳酸。菌斑中存在的其他有机酸很可能是乳酸进一步代谢的中间产物。乳酸的生成可以改变菌斑的pH，增加菌斑液的脱矿能力。静止的状态下，菌斑中的pH在6.0左右，进食糖后可以在极短的时间内达到5.0以下。牙齿脱矿的临界pH为5.5，是根据唾液中的平均钙磷水平确定的，即在此水平时，菌斑液保持过饱和状态的pH。在正常情况下，漱糖后菌斑的pH在3分钟即可达到临界pH以下的最低点，然后逐渐提高，并可以在30分钟左右恢复正常。

但在特殊情况下，如唾液不能够及时进入菌斑，或唾液量整体减少时，漱糖后的菌斑 pH 可以较长时间保持在较低水平，如临界 pH 以下。

2. 合成代谢

包括细菌利用糖合成细胞内和细胞外两类多糖。细胞内多糖的合成是将细胞外的糖转化为细胞内多糖储存的过程。在外源性糖源缺乏时，细胞内多糖可以作为细菌生存和获取能量的来源。细胞外多糖的合成是细菌通过葡糖基转移酶的作用合成多聚糖的过程。形成的多聚糖有葡聚糖、果聚糖和杂聚糖，是菌斑基质的主要成分。

细菌合成多糖的能力靠其内在的酶系统，与致龋能力密切相关。

三、牙齿硬组织的脱矿机制

牙齿硬组织在口腔环境中的脱矿实际上是固态物质在不饱和的液态介质中的溶解过程。牙菌斑中的液态环境即牙菌斑液，是决定牙齿硬组织溶解的介质。在菌斑的饥饿情况下，菌斑液对牙齿矿物来说，基本是过饱和的。而在糖代谢后，菌斑液可以呈现对牙齿硬组织高度不饱和的状态。这种状态是牙齿溶解脱矿，形成龋的基础。

（一）基本化学条件

无论是在体内还是在体外，矿物溶解或沉积的基本物理化学条件是环境溶液中对于该种矿物的饱和状态。牙釉质、牙本质和牙骨质中的主要无机矿物成分为羟磷灰石，其基本分子成分是 $Ca_{10}(PO_4)_6(OH)_2$，在局部的环境溶液中必须满足下列条件：$(Ca^{2+})^{10}(PO_4^{3-})^6(OH^-)^2 < K_{sp}$，上式左侧表示溶液中组成羟磷灰石成分各种离子的总活度积，K_{sp} 是羟磷灰石的溶度积常数，即在达到化学平衡条件下的溶液中各种离子的总活度积。即溶液中的总活度积小于羟磷灰石的溶度积才可能发生矿物晶体的溶解；反之，则可能出现沉淀。根据试验的结果，牙釉质的溶度积常数在 10^{-55} 左右。在牙齿硬组织发育矿化时，基质蛋白除作为晶体成核的中心或模板外，还起着调节局部环境化学成分的作用，使之有利于晶体的沉积或溶解。

（二）脱矿和再矿化

龋齿在形成过程中，要经过牙菌斑形成，细菌聚集，利用底物产酸，酸使牙齿脱矿等过程。在这一系列过程中，最重要、最具实际意义的步骤是牙齿矿物成分的脱矿或溶解。由于口腔菌斑环境的不断变化，牙齿早期龋的过程不是一个连续的脱矿过程，而是一个动态的脱矿与再矿化交替出现的过程。

1. 从物理化学机制方面认识牙齿的脱矿与再矿化过程

我们可以将牙齿看作简单的由羟磷灰石［化学式为 $Ca_{10}(PO_4)_6(OH)_2$］组成的固态物质。作为固体的牙齿，在正常的口腔环境下是不会发生溶解或脱矿的。这一方面是由于组成牙齿的矿物在化学上是十分稳定的，另一方面是由于牙齿周围的液态环境（唾液）含有足够量的与牙齿矿物有关的钙、磷成分，对于牙齿矿物是过饱和的。

然而在龋的情况下，牙面上首先必须存在足够量的菌斑。牙菌斑由于其独特的结构和成分，其液体环境（菌斑液）是相对独立的，在唾液无法达到的区域尤其明显。牙菌斑含致龋细菌，在糖代谢时可以产生大量有机酸，改变菌斑液中钙、磷活度（有效离子浓度）的比例，使牙齿处于一种极度不饱和的液态环境中。这样，由于与牙表面接触的液态环境发生变化，即由正常的对矿物过饱和的唾液变成了对矿物不饱和的菌斑液，牙齿矿物溶解开始。这一过程的决定因素，或者说诱发这一过程的动力是菌斑液对牙齿矿物的饱和度降低，即由饱和状态变为不饱和状态。

关于菌斑液中对牙釉质矿物饱和度（DS）的概念，为简单起见，可以用下式表示：

$$DS = (Ca^{2+})^5 (PO_4^{3-})^3 (OH^-) / K_{sp}$$

K_{sp} 代表牙釉质中磷灰石的溶度积常数。DS＝1 意味着固—液处于一种平衡状态，既不会有脱矿也不会有再矿化。DS＜1 表明液体环境中对牙齿矿物是不饱和的，可能诱发脱矿。DS＞1 表明液体环境中对牙齿矿物是过饱和的，可能促进再矿化。无论是唾液还是牙菌斑液，在没有接触任何糖类物质并产酸时，都处于一种过饱和的状态。

2. 从化学动力学的角度看

无论脱矿还是再矿化过程都可以是简单的热动力学现象，涉及晶体表面反应和物质转运两个过程。

（1）控制晶体表面反应速率的因素是矿物饱和度：对于脱矿过程来说，饱和度越低，脱矿速率越大。但对于再矿化来说，则比较复杂。首先，再矿化形成羟磷灰石所需要的饱和度范围很窄。过度的饱和状态常会诱发自发性沉淀，形成其他类型的不定型的非晶体状态的磷酸钙盐。有机物在脱矿晶体表面的附着也会限制矿物的再沉积。另外，唾液中一些固有的蛋白成分也有抑制晶体形成的作用。

（2）反应物质在牙齿组织中的转运又称扩散过程，扩散的动力来自界面两侧的浓度梯度。脱矿时，一方面氢离子或其他酸性物质需扩散进入牙齿内部的晶体表面；另一方面溶解的物质需要从牙齿内部晶体表面的反应部位扩散出来。这样，扩散的速率在一定程度上控制着脱矿速率。而再矿化时，反应物质扩散进入脱矿组织之后，常先在接近表面的组织中沉积，从而限制了反应物质向深部组织的扩散。因此，再矿化很难是一个完全的脱矿过程的逆反应过程。

（阴　平）

第四节　龋的病理表现

龋的病理过程起源于细菌代谢糖产生的酸在牙表面的聚集滞留。由于浓度梯度差，菌斑中的酸可以沿牙齿组织中结构薄弱、孔隙较多的部位扩散，在牙齿组织内部的微环境形成对矿物不饱和的状态，使无机矿物盐溶解。牙齿内部溶解的矿物盐，如钙和磷，顺浓度梯度向牙齿外扩散，到达表层时可有矿物盐的再沉积，形成表层下脱矿的早期病理现象。

之后，随着脱矿的加重，细菌或细菌产生的蛋白溶解酶可以侵入脱矿的组织中，导致牙齿组织中的有机支架破坏，组织崩解，形成龋洞。

龋是一个缓慢的过程，在这个过程中，口腔微环境经历脱矿（局部矿物不饱和的情况下产生，如吃糖产酸时）和再矿化（局部矿物过饱和时，如使用氟化物）的多个动力学循环，形成脱矿—再矿化的动态平衡过程，从而形成龋的特殊组织病理学特征。

一、釉质龋

1. 平滑面龋

龋到了成洞的阶段，由于组织完全溶解，局部空洞，组织学上所能观察到的东西很少。

临床上利用离体牙,通过组织病理学手段所能观察到的实际上是早期釉质龋的情况。所谓早期釉质龋,临床表现为白垩斑,肉眼见釉质表面是完整的,呈白垩色,无光泽,略粗糙,较正常组织略软,但未形成实际意义上的龋洞或缺损。这种情况,如果得到有效控制,如去除了病原,并给予再矿化的条件,病变可能逆转变硬,而无须手术治疗。

临床上很难确定活动性或再矿化的早期龋。用于组织病理学观察的临床白垩斑,多数实际上是已经再矿化的早期龋。利用病理学的手段观察釉质早期龋,要将离体龋坏的牙齿制作成均匀厚度的磨片,观察的厚度要小于 80 μm。投射光下,用普通光学显微镜下观察,可见龋损区色黯,吸光度明显增加,如果用硝酸银染色可见龋坏组织有还原银沉淀。由于牙釉质具有各向异性的双折射特征,观察早期釉质龋的病理结构需借助偏光显微镜。在偏振光下,交替在空气介质、水介质和喹啉介质中观察,自牙的外表面向内可将病损分为四层。

(1)表层:将发生在牙平滑面釉质上的白垩斑纵向制成的牙磨片平铺在载玻片上,浸水观察,可以清楚地分辨出发生病损的部位,呈外大内小的倒锥形。位于最表面可见一层 10~30 μm 的窄带,矿化程度高于其下的部分,形成表层下脱矿重于表层的龋病脱矿的独特现象,称为表层下脱矿。表层的存在,一方面可能是这一部分的釉质溶解度比较低,另一方面可能与深层溶解物质在此处的再沉积有关。一些学者习惯于说"早期龋的时候釉质表层是完好的",这是不准确的。近代的矿物学研究表明,表层本身是有矿物丧失的。即使从临床上看,早期龋的表面也有很多实质性的改变,如较正常组织粗糙、色泽黯淡。在自然龋过程中所观察到的表层,矿物丧失量一般都大于 5%。所以,对早期龋表面的描述,用表面大体完整似乎较接近实际。

(2)病损体部:这是釉质早期脱矿的主体,矿物丧失量可多达 50% 以上。由于大量矿物丧失,釉质的内在折射率发生变化,从而形成临床上可见的白垩状改变。

若用显微放射照相法观察早期龋病变,只能区别上述两层。

(3)暗层:这一层是只有在偏光显微镜才可能观察到的一种病理现象。将磨片浸在喹啉中,由于喹啉折射率接近釉质,其分子大于暗层的微隙而不能进入,从而使此层的折射率有区别于釉质和浸透喹啉的损伤体部,得以显示和区别。暗层的宽窄不一,并且不是所有的病损都能够观察到暗层。

(4)透明层:之所以这样称呼,是因为这一区域在光镜下观察,其透光性甚至高于正常的釉质组织。但实际上,这一部分组织也是有矿物丧失的,可以看作是脱矿的最前沿。

对釉质早期龋的分层,是英国著名口腔病理学家 Darling 于 20 世纪 50 年代提出的。基于光学显微镜主要是偏光显微镜的观察结果,但是至今对各层形成的机制还没有完整的解释,而且利用偏光显微镜对病损各层的矿物或孔积率进行定量是很粗糙的。因为偏光定量研究需要利用不同折光指数的介质,其基本前提是所观察材料的晶体方向必须是垂直或平行光源。这种情况在釉质和牙本质都是难以达到的,因此使用偏光显微镜的结果作量化解释时要慎重。偏振光下观察到的色泽改变,受牙齿晶体排列方向和偏振光方向的影响,是变化的,不宜作为描述矿物含量的指标。

2. 点隙窝沟龋

有人将窝沟龋的病理变化等同于两个侧壁的平滑面龋。但实际上,窝沟的两壁无论从组织学上还是局部环境上都无法等同于两个平滑面。尤其在疾病的发展模式上,窝沟龋有其独特性。窝沟龋的进展常在侧壁尚未破坏的情况下,早期即可到达釉牙本质界,沿釉牙本质界潜行发展，形成临床上早期难以发现的隐匿龋。

临床上在诊断窝沟龋的时候要充分了解窝沟龋的这一特征。

二、牙本质龋

牙本质的矿物含量与组织结构均有别于牙釉质，因此，牙本质龋的临床病理过程和病理表现也有别于牙釉质龋。首先，牙本质中的有机质含量达 20%，无机矿物是围绕或是包绕有机基质而沉积的。龋损过程中首先必须有无机矿物的溶解，然后有细菌侵入脱矿的牙本质中，分解蛋白溶解酶，使胶原酶解。仅有矿物的破坏而无胶原酶解，常可恢复。另外，牙本质存在小管样结构和小管液，有利于有机酸和细菌毒素的渗透，有时在病变早期，当病变的前沿离牙髓还有相当距离的时候就已经对牙髓产生了刺激。病理学上所观察到的龋损牙本质存在 4 个区域，反映了牙本质的龋损过程。

1. 坏死崩解层

位于窝洞底部病损的最外层。此处的牙本质结构完全崩解，镜下可见残留的组织和细菌等。质地松软，品红染色阳性，用一般的手用器械即可去除。

2. 细菌侵入层

牙本质重度脱矿，细菌侵入牙本质小管并在其中繁殖。牙本质小管表现为扩张，胶原纤维变性、酶解，形成大的坏死灶。临床上这一层质地软、色泽黯，品红染色阳性，容易辨认。多数可以通过手用器械去除。

3. 脱矿层

小管结构完整，但有明显的脱矿表现，无细菌侵入，色泽较正常牙本质黯，品红染色阴性，一些学者认为此层应予以保留。但临床医师主要根据对硬度的感觉和色泽的观察，判断去腐的标准，很难准确掌握这一层的去留。若有意保留这一层，常造成去腐不足，无法阻止龋的进展，易造成日后的继发龋。

4. 透明层

又称硬化层，多见于龋损发展比较缓慢时，为牙本质最深层的改变。光镜下观察，此层呈均质透明状，小管结构稍显模糊，为矿物沉积所致。对于慢性龋损，这层的硬度有时较正常牙本质硬，故又称为硬化层或小管硬化。形成硬化牙本质是机体的重要防御功能。这一层有时可以着色，临床上可根据其硬度的情况决定去留。如果较正常组织软，一般应去除；如果较正常组织硬，并且表面有光泽，则可予保留。

龋损可以诱发相应髓腔一侧形成修复性牙本质，又称第三期牙本质或反应性牙本质，是机体的一种防御性反应。修复性牙本质一般小管数目较少、结构致密，有利于抵御病原因素对牙髓的直接侵害。

三、牙骨质龋

多见于根面龋。牙骨质龋脱矿模式也具有表层下脱矿的特征。镜下可见早期的牙骨质龋出现矿化较高的表层。但由于牙骨质很薄，临床上常见的牙骨质龋表现多为表面破损、凹陷，聚集较多细菌。病变会很快到达牙本质，形成位于根面的牙本质龋。

牙釉质、牙本质和牙骨质龋的共同特征是先有无机物的溶解，后有有机基质的破坏（酶解）。临床龋病过程是脱矿—再矿化的动态发展过程。在有机基质破坏之前，去除病原，人为加强再矿化措施,有可能使脱矿病损修复。但一旦有机基质崩解破坏,则只能靠手术的办法予以修复。

四、牙髓对龋的病理反应

可以引起牙髓反应的外界刺激包括物理和化学两个方面。所有刺激必须通过牙髓—牙本质复合体传至牙髓组织。首先引起反应的细胞是牙髓细胞。早期的釉质龋引起的牙髓反应可以不明显。随着病变的深入,如病变接近或到达釉牙本质界的部位,细菌毒素或细菌的代谢产物有可能接触并刺激进入釉质的牙本质纤维或通过渗透作用直接刺激牙本质小管。这种刺激经小管液的流动、神经纤维传导或其他途径,引起牙髓的防御性反应。牙髓防御性反应的直接结果是在相应龋病变的牙髓腔一侧形成修复性牙本质。当龋的病变进入牙本质层时,细菌代谢产物和外界刺激(温度刺激和压力刺激)会直接通过牙本质小管,进入牙髓组织。当龋的病变进入牙本质深层时,细菌本身也可能进入牙髓组织,引起牙髓的不可逆性病变。除了细菌及其代谢产物对牙髓的刺激外,原本发育矿化过程中埋在牙本质中的一些细胞因子,如多种多肽,由于牙本质矿物的溶解,也可能释放进入牙髓,产生刺激。牙髓应对各种抗原刺激最早期的反应是牙髓中的树突样细胞在病变部位牙髓腔一侧的聚集。随着修复性牙本质的不断形成,树突样细胞聚集程度会降低,说明了修复性牙本质对于外界病原的阻击作用。然而,当龋的病变已经到达修复性牙本质层时,牙髓中的树突样细胞会再度在牙髓腔病变一侧聚集。这种现象说明,牙髓对龋的反应程度并不完全反映病变的深度,而主要与病变部位牙本质的渗透性和龋进展的速度有关。一般慢性龋时,有较多的修复性牙本质形成,而急性龋时,则缺少修复性牙本质的形成。龋病部位细菌的代谢产物尤其是病原菌直接进入牙髓组织,则可能很快导致牙髓组织的不可逆性病变。

(阴 平)

第五节 龋的临床表现和诊断技术

一、临床表现

本节所说龋病的概念作为疾病的诊断名词,指牙齿硬组织因龋出现缺损,病变局限在牙齿硬组织,没有引起牙髓的炎症或变性反应。临床检查中,如温度诊和活力测试、牙髓反应均为正常。

龋的临床表现可以概括为患者牙齿色、形、质的变化和患者感觉的变化。正常的牙釉质呈半透明状,牙本质的颜色为淡黄色。正常牙齿的颜色主要是透过牙釉质显现出来的牙本质色。牙釉质表面应该光滑,无色素沉着。牙釉质的硬度高于牙本质和牙骨质,但任何正常的牙齿硬组织都不可能通过手用器械去除,如挖匙。

1. 颜色的改变

牙齿表面色泽改变是临床上最早注意到的龋的变化。当龋发生在牙的平滑面时,擦去表面的菌斑或软垢,吹干后可见病变部位表面粗糙、光泽消失,早期呈白垩色,进一步着色还可以呈棕黄色或黑褐色。当龋发生在窝沟的部位,清洗吹干后可见沟口呈白垩色,进一步发展可见墨浸样的改变,提示龋已经位于牙本质深层。这是由于其下的牙本质严重脱矿着色并透过正常的半透明的牙釉质反映出的特有颜色。发现窝沟墨浸样变，一般病变范围已经在牙本质层，病变的范围甚至超过色泽改变的范围。

2. 外形缺损

龋最显著的临床特征是形成了不可为自体修复的牙体组织的实质性缺损。临床上可以看到、探到或检查到龋洞。

临床上所看到的龋洞大小不一定反映病变的大小。如发生在窝沟的龋，有时即使沟内脱矿严重，甚至病变到达了牙本质的深层，临床所见的龋洞也不是很大。遇到这种情况，可以通过墨浸样颜色的改变判断龋洞的大小。位于牙邻面、根面的龋洞常无法通过肉眼见到，要使用探针仔细探查。龋洞如果发生在光滑面或邻面，临床上可以看到或用牙科探针探到。探诊时，要从正常牙面开始，遇到龋洞时会感到牙面的连续性消失，探针可以被洞壁卡住。有时候，有必要通过拍 X 线片，如咬合翼片，可以发现病变部位的密度较周围正常组织明显降低。

3. 质地的改变

龋造成的牙体组织的实质性缺损，称为龋洞。龋洞中充满感染脱矿的牙体组织和食物碎屑，质地松软，容易与正常组织区别。对于发生在窝沟的小龋洞，当用探针探入洞底时，会感到洞底较正常牙组织软。

4. 患者感觉的变化

波及牙釉质浅层的早期龋损，患者可以完全没有临床症状。一般是当龋损发展到牙本质层并出现龋洞时，患者才有冷热刺激或食物嵌塞时的敏感症状，但都是一过性的，刺激消失，症状随之消失。当龋发展至牙本质深层时，症状会明显一些。患者一般也是在这个时候就诊。

二、好发部位和好发牙齿

了解龋的好发部位和好发牙齿，有助于早期发现、诊断和及时治疗。

1. 好发部位

龋的好发部位与菌斑聚集部位和发育薄弱部位有关，如牙的沟裂部位、两牙相邻不易清洁的部位。常见的不易清洁的部位，如牙列不齐时，修复体和正畸装置边缘，都是龋的好发部位。

好发部位还与患者的年龄有关。3 岁以前的幼儿多为前牙的邻面龋，这与饮食有关；3~5 岁则多见乳磨牙的窝沟龋，与牙齿初萌有关；而到了 8 岁左右，乳磨牙的邻面龋开始多起来，与颌骨生长后牙间隙增大有关。青少年多发恒牙窝沟龋和上前牙的邻面龋，而中老年人则多见根面龋。

2. 好发牙齿

上前牙邻面、磨牙窝沟、义齿基牙、排列不齐的牙齿，都是常见的易患龋的牙齿。乳磨牙和第一恒磨牙是窝沟龋的好发部位，这是因为乳磨牙和第一恒磨牙一般在出生前开始发育并有部分矿化，出生后继续发育和矿化。由于经历新生儿环境的变化，这些牙更容易出现发育和矿化上的缺陷，因此患龋率较其他牙高。下颌前牙由于接近唾液导管口，表面光滑、易于自洁，因而很少发生龋。如果龋波及下颌前牙，该患者一般可被认作高危个体。

临床检查龋齿时，要注意对好发部位和好发牙齿的检查，同时要加强对患者的防龋指导。

三、龋的诊断技术

1. 问诊

问诊是诊病的基础。即便对于已发现的明显龋洞或患者没有明确的主诉，也要认真询问患者对患牙的感觉，以免判断片面或错误。龋洞由于直观，往往容易让人忽略问诊。其实问诊在所有疾病中都是重要的。龋病诊断过程中的询问，除了对患者患牙自觉症状的询问外，还应该针对与龋有关的因素，对患者的整体口腔保健情况有了解。这样的基本了解有助于接下来制定有效的针对个案的治疗计划。

2. 视诊

首先应该对待查患牙进行必要的清洁，牙齿表面应无软垢。然后，用气枪吹干牙表面。观察牙表面色泽的变化，应该在光线良好的条件下进行，如白垩色变、墨浸样变等都是由于牙体组织晶体破坏形成的特有光学现象。视诊重点观察边缘嵴、邻面、窝沟、牙颈部的变化。注意利用口镜和调整光照的角度。观察邻面龋的时候，要调整外部光源的角度，让光垂直透过观察区，在舌侧用口镜仔细观察。

3. 探诊

使用不同型号和大小的牙科探针，可以发现早期的窝沟龋和发生在邻面的龋。探查邻面时，要从正常牙面开始，注意感觉牙面的连续性。探查邻面牙颈部时，要注意感觉冠部牙釉质向根面牙骨质的过渡。探诊的同时还要感受牙齿硬度的变化。牙齿表面连续性发生变化或牙组织变软，都提示龋的可能性。探诊还有助于判断病变的深度和牙髓的反应。深龋时对探诊一般反应敏感，而死髓牙则对探诊完全无反应。探诊还有助于发现有无露髓。若已经见到暴露的牙髓部分，应避免对暴露部分的进一步探查，以免引起患者不必要的疼痛。总之，探诊时，动作要轻柔，用力要恰当。

4. X 线检查

对于视诊和探诊不能确定的龋损或需要进一步确定龋损范围，应拍摄患牙的 X 线片。需确定邻面龋时，理想的牙 X 线片应是咬合翼片。龋损部位的密度一般显示较周围正常组织低，但是 X 线片所显示的病变范围一般都小于临床上实际的脱矿范围。

5. 温度诊

温度诊对于确定牙髓的状态很有帮助。正常牙齿表面所能容忍的温度范围一般为 10～60℃。临床在进行热温度诊时，一般用超过 60℃ 的牙胶棒，冷测试可用自制的小冰棒（直径同牙胶棒）。测试时应放在唇颊或舌面的中部测试，以正常的对侧同名牙或邻牙作为对照。温度诊所测试的是牙髓的状态，受牙组织的厚度影响，因此要遵循上述原则所规定的测试部位。有些情况下，如老年患者，常规的测试部位无法测试牙髓的反应时，则可以根据情况，将温度测试的牙胶棒或小冰棒直接放在牙颈部、咬合面或窝洞内进行测试。

6. 光学检查

通过投射光直接检查或荧光反射获取局部图像，可用于发现早期邻面龋。优点是不需拍摄 X 线片，缺点是灵敏度目前还达不到临床要求。但此类技术有很好的应用前景。随着投射光源的改进，光学检查有可能部分或全部取代 X 线检查用于对龋进行早期诊断。

7. 电导检测

根据龋坏组织电导值与正常组织的差别，区别不同深度的龋损。但影响因素多，灵敏度和可靠度均有待改进。

8. 龋损组织化学染色

碱性品红可以使变性的胶原组织和细菌着色，从而有助于区别正常的牙本质组织。根据这种原理有商品化的龋蚀检知液，用于临床指导去腐过程，对于初学者有一定帮助。

9. 其他相关技术

目前有许多商品化的测试菌斑产酸性和检测致龋菌的方法，有些已被用于测试个体患龋的危险程度。但由于龋的多因素致病特征，这些方法离临床实用还有相当距离。

（董小倩）

第六节　龋的临床分类与鉴别诊断

一、临床分类

（一）按病变侵入深度分类

根据龋坏的深度进行分类，是临床最常用的分类方法，简单、可操作性强，有利于临床治疗方法的选择。这里，龋作为诊断名词，特指已经形成龋洞但又无牙髓临床病变的状况。临床上分为浅龋、中龋、深龋。但是，浅、中、深三级之间临床上并没有十分清楚的界限。

1. 浅龋

发生在牙冠部牙釉质或根面牙骨质。可以发生在牙的各个牙面，发生在牙冠部，龋的范围局限在牙釉质层，无明显临床症状；发生在邻面时，一般可用探针在探诊时发现，或在拍摄 X 线片时发现；发生在咬合面窝沟的浅龋，多在探诊时发现。洞口可有明显的脱矿或着色，洞底位于牙釉质层，用探针探查可以探到洞底，卡探针，质软。发生在牙根面的浅龋，多见于中老年人牙根暴露的情况，表面可呈棕色，质软，探查时可以感觉表面粗糙。浅龋时，一般患者很少有自觉症状，多数是在常规检查时发现。

2. 中龋

病变的前沿位于牙本质的浅层。临床检查时可以看到或探到明显的龋洞，或在 X 线检查时发现。由于牙本质具有小管样的结构，小管内有小管液，受到刺激后可以向牙髓传导，或直接通过埋在牙本质中的成牙本质细胞胞浆突传至牙髓，引起相应的牙髓反应，如形成修复牙本质。

中龋时，患者多有自觉症状，主要表现为冷或热的食物进入窝洞，刺激窝洞引起的一过性敏感症状。有一部分患者龋损发展缓慢，由于修复性牙本质的形成，可无明显临床症状。临床温度诊和牙髓活力测试时，患牙的反应应与正常的对照牙类似。

中龋的诊断要结合患者的牙龄，考虑牙本质的厚度和致密度，处理时应有所区别。刚萌出的牙齿，牙本质小管粗大、渗透性强，病变发展快，修复性牙本质量少，病变距正常牙髓的距离短，即使观察到的病变位于釉牙本质界的下方，其临床症状也会比较明显，处理时仍应特别注意护髓。而发生在中老年人的中龋，常有较多的修复牙本质形成，牙本质小管矿物密度高、渗透性弱，对刺激的反应也较弱。

— 28 —

3. 深龋

病变进展到牙本质深层，临床上可观察到明显的龋洞，患者有明显遇冷、热、酸、甜的敏感症状，也可有食物嵌塞时的短暂疼痛症状，但没有自发性疼痛。探诊时敏感，去净腐质后不露髓。常规温度诊检查时反应正常。

发生在点隙沟裂处的深龋，有时临床上仅可见窝沟口的小洞，但墨浸样改变的范围较大，提示牙本质的病变范围很大。拍摄咬合翼 X 线片可显示病变范围，但较实际病变范围要小。有时病变沿着釉牙本质界发展，内部病变范围很大，但外部表现很轻。

以上按病变侵入深度的分类方法，有利于临床诊断治疗时使用。但确定治疗方案时，还应同时考虑病变进展的速度、患牙的牙龄等因素。

临床检查记录时，有时也可采取流行病学调查时的记录方法，即五度分类法。其中Ⅰ、Ⅱ、Ⅲ度相应为浅、中、深龋，Ⅳ度龋则相应为已出现自发痛症状或牙髓病变，发生在牙本质深层的龋，Ⅴ度龋则指患牙已为残冠或残根。

浅、中、深龋的分类方法多数是为了临床治疗的方便，如浅龋多数使用简单的充填治疗即可；中龋在保护牙髓的前提下也可进行充填治疗；而对于深龋则需要谨慎处理。除了要仔细鉴别牙髓状况外，还要特别注意在治疗过程中保护牙髓。

在浅龋成洞之前，病变区仅表现为颜色的改变，而无牙体组织的明显缺损。常可见于牙的平滑面，擦去菌斑软垢之后，牙釉质表面可以是白垩色，也可以为棕色或褐色改变，但牙表面连续性正常。由于受累牙齿仅有部分脱矿和色泽改变，而没有成洞，一般不需手术干预。也有人将这种情况称为早期釉质龋，认为可以通过去除病因和再矿化治疗停止病变发展。对于不易判断的窝沟早期龋或可疑龋，应随访且定期检查，一旦发展成洞，则必须进行手术干预。

（二）按病变速度分类

这种分类方法有利于对患者的整体情况综合考虑，有利于及时采取措施。

1. 急性龋

龋的发展速度可以很快，从发现到出现牙髓病变的时间可以短至数周。病变如发生在窝沟，可在窝沟底部沿釉牙本质界向两侧和牙本质深部发展，形成临床上不易发现的隐匿性龋。病变部的牙本质质地较湿软，范围较广，容易以手用器械去除。由于进展速度快，可早期侵犯牙髓，就诊时可能已有牙髓病变。检查和诊断时要特别注意。由于发展速度快，病理上很难见到在牙髓腔一侧有修复性牙本质形成。

多发生在儿童和易感个体。儿童新萌出的牙结构比较疏松，尤其是牙本质中小管数目多，矿物成分少，有利于酸和细菌代谢物质的扩散。另外，儿童期食糖不容易得到控制，口腔卫生的良好习惯没有养成，使局部的致龋力增强。窝沟发育的缺陷，如矿化不全、沟陡深、牙釉质缺如，都使病变发展迅速。成年人存在唾液分泌方面的问题，如分泌量过少时，则影响唾液的清洁缓冲功能，使局部菌斑的 pH 较长时间保持在一个低水平，致龋力相对加大，也可出现急性龋的情况。

2. 猛性龋（猖獗龋）

是特殊类型的急性龋。表现为口腔在短期内（6～12 个月）有多个牙齿、牙面，尤其在一般不发生龋的下颌前牙甚至是切端的部位发生龋。可见于儿童初萌牙列，多与牙齿的发育和钙化不良有关，也可见于患者唾液腺功能被破坏或障碍时，如头颈部放疗后出现的龋损增加或患口干症时。有学者将由于头颈部放疗导致的猛性龋称为放射性龋。

3. 慢性龋

一般情况下龋呈现慢性过程，病变组织着色深，病变部位质地稍硬，不易用手用器械去除。多数情况下成年人发生的龋是这样。由于病程缓慢，在牙髓腔一侧可有较多的修复性牙本质形成。

4. 静止龋

由于致龋因素消失，已有的病变停止进展并再矿化。可见于发生在邻面的早期龋，如果相邻的患牙已拔除，患龋部位可以在口腔咀嚼时达到自洁，病变脱矿部位由于唾液的作用而再矿化。也见于磨牙患急性龋潜行发展时，使牙釉质失去支持，在咀嚼力的作用下破坏、崩溃、脱落，暴露的牙本质呈浅碟状，菌斑不能聚集，病变牙本质在唾液和氟化物的作用下再矿化，病变静止。临床检查时病变部位可以有轻度着色，但质地坚硬同正常组织或更硬，表面光亮。

（三）按病变发生的组织和部位分类

1. 釉质龋

是发生在牙釉质的龋。由于牙釉质的主要成分是无机矿物磷灰石，脱矿是釉质龋的主要病理表现。正常牙釉质是半透明的，早期脱矿可以使釉质内部的结晶体光学性质发生变化，也可以使矿物含量降低，微孔增多，使早期釉质龋的光折射率发生变化，病变区呈白垩样色泽变化或呈位于釉质的浅洞。

2. 牙本质龋

是病变发展到牙本质的龋。由于牙本质成分中含有较多的有机质，因而致龋过程不同于牙釉质，既有矿物的溶解，还有胶原蛋白的溶解。有时候，牙本质的脱矿现象可以很严重，但只要胶原蛋白的基本结构存在，一旦致龋因素和受细菌感染的牙本质去除后，仅为少量脱矿的部分仍可修复或再矿化。再矿化的牙本质有时可能较正常组织矿化程度要高，如在静止龋时的牙本质。

3. 牙骨质龋

发生在牙骨质的龋，多见于中老年患者因牙周病暴露的牙骨质表面。由于牙骨质是一种类骨的组织，对于牙骨质在龋的状态下的破坏机制，至今没有明确的答案。但可以肯定的是，矿物溶解应先于有机质破坏。

4. 根龋

发生在暴露的牙根表面的龋。多见于中老年人，一部分是由于患者患牙周病而导致牙根较早暴露，另一部分是由于牙周组织的生理性退缩。临床上常可见到部分患者，牙冠的部分很少有龋，但到了老年牙根暴露则多龋，提示根面龋的发病机制有可能不同于冠部的釉质龋。

5. 窝沟龋

发生在牙的点隙沟裂处的龋。这种情况多与该处的发育和解剖有关，常见于牙齿初萌的头几年。

6. 平滑面龋

发生在颊舌平滑面的龋。常见于唇颊面牙颈部，由于菌斑聚集并得不到及时清洁而致。

7. 邻面龋

发生在牙的近远中面的龋。两个相邻的部位是最不易清洁的位置，因而更易患龋。

（四）按发病特点分类

1. 继发龋

在已有修复体边缘或底部发生的龋。临床可见修复体边缘牙组织着色变软，拍摄 X 线片显示修复体周围牙体组织密度降低。

2. 再发龋

已对原发龋病灶修复后在同一牙齿其他部位发生的龋损，用以与继发龋区别。

另外，在临床上有根据致病因素命名龋的，如放射治疗龋、喂养龋、奶瓶龋、青少年龋，此处不一一列举。

二、鉴别诊断

1. 与牙齿发育和矿化不良的鉴别

局部或全身的疾病可导致牙齿的发育和矿化不良，表现为牙表面有实质性的缺损和色泽变化。如牙釉质发育不全时牙表面可出现陷窝状的缺陷，应与龋齿鉴别。一般这种缺陷呈不规则型，表面有光泽，质地坚硬。发生在咬合面常累及牙尖，而龋则主要累及窝沟。发育不全的缺陷还常发生在前牙的唇面和切缘，容易与龋鉴别。但是，牙釉质的这种缺陷也可能继发龋，表现为缺陷部位菌斑聚集，牙体组织脱矿变软。导致牙齿发育和矿化不良的非龋疾病还有氟牙症、四环素牙等多种疾病，多有矿化不良和色泽改变。多数情况下，牙表面组织有光泽、质地硬，容易与龋鉴别。有表面发育缺陷的牙，菌斑不易被清除，也可能成为龋的好发部位。

2. 与其他非龋疾病的鉴别

楔状缺损是发生在牙颈部的牙体组织缺损，但病变部位质地同正常组织，表面有光泽、无菌斑积聚。酸蚀症和其他非龋性牙体组织缺损致牙本质暴露可出现牙本质敏感症，表现为对过冷和过热的敏感，但用暂封性材料覆盖敏感部位后，敏感症状消失。楔状缺损的部位有时也是菌斑易积聚的部位，有时可同时发生龋。

3. 深龋与可逆性牙髓炎的鉴别

龋深达牙本质深层，去腐干净后也未露髓，但进行常规温度诊检查时，出现较正常对照牙敏感的反应，如刺激时的一过性敏感症状。询问病史中从未出现自发痛症状，应考虑牙髓充血的可能，可诊断为可复性牙髓炎。治疗应为间接盖髓观察，暂时充填，待充血症状消失后，再行永久充填。部分可复性牙髓炎也可能进展为不可复的牙髓炎。

4. 深龋与死髓牙的鉴别

有些情况下，尤其是在急性龋的时候，深龋时的毒素可以在龋还没有到达牙髓的情况下感染牙髓，导致牙髓坏死，而患者可以没有临床症状。应通过温度诊、探诊和电活力测试予以鉴别。有时龋的过程缓慢，形成修复牙本质层后，可能降低牙对温度的反应性。遇到这种情况可以将测温度的部位放在窝洞内进行测试。必要时应拍摄 X 线片，观察根尖周组织的情况。

5. 深龋与慢性牙髓炎的鉴别

龋可以到达牙本质深层但未露髓，但龋坏过程产生的毒素可以穿过部分脱矿的牙本质刺激牙髓引起牙髓的慢性炎症。慢性牙髓炎一般会有相应的自发痛症状，但也因人而异。对于临床症状不明显的病例，可通过仔细询问病史、温度诊和电活力测试仔细鉴别。如临床有自发痛的经历，温度诊时较正常牙敏感或有延迟性疼痛，则应诊断为慢性牙髓炎。拍摄X线片有助于诊断。深龋时根尖周膜应该是正常的，而慢性牙髓炎时，有时可见根尖周膜的轻度增宽。

对于诊断不清或无法确定的病例，可先行间接盖髓治疗，随访观察，确诊后再行永久充填。

（张玲玲）

第七节　龋齿治疗方案

龋病的临床特点决定了确定其治疗方案时的特殊性。首先，由于龋的早期主要表现为矿物盐溶解，临床无症状，因此不易发现。其次，龋又是进行性发展的疾病，不能通过组织再生自行修复，形成龋洞必须由受过专门训练的口腔医师修复。同时，因龋就诊的患者常存在其他的口腔卫生或口腔保健方面的问题，医师应该在修复局部龋洞的同时，指出患者口腔保健中的问题，指导患者养成好的口腔卫生习惯，使其具备正确的口腔科就诊态度和主动防治早期龋齿的主观愿望。

概括起来，在制订龋的治疗计划时，应该综合考虑。要考虑患者目前的主要问题，及时终止病变发展，防止对牙髓的损害，恢复外观和功能；还必须考虑患者整体的口腔情况，为患者制订个性化的整体预防和治疗计划。同时，要教育指导患者，调动其自身防治疾病的主观能动性。患者自身对疾病的认知程度对于控制龋齿是十分关键的。治疗一个龋齿，教育一个患者，使其形成良好的口腔保健习惯，是医者的责任。

一、个案综合分析

1. 个案的龋危险性评估

龋病的发病因素很多，但对于每个就诊的患者来说，应该有其特殊或主要的原因。要全面询问患者的饮食习惯、口腔卫生保健方法、用氟情况和全身健康状况，同时要仔细检查患者每个牙齿的发育和矿化、牙面菌斑聚集、牙的排列、有无修复体和唾液分泌情况，要对患者当前的龋患情况有完整的了解，结合所收集的资料和已有的知识对其给出综合的龋危险性评估，以便有针对性地给患者以具体的指导和制订治疗方案。龋危险性评估要根据患者年龄、目前患龋程度、以往龋病史、牙齿发育排列状态、唾液分泌情况等综合考虑。多个龋齿同时存在、唾液分泌量少、牙齿矿化程度差，都应该判断为高危患者。一般情况下，根据临床发现，医师可以给出一个大致的个案龋危险性评估意见。更准确的龋危险性评估则是一项长期而复杂的研究工作，需依靠多个数据的综合分析，得出具体的具有指导意义的龋危险指数。

2. 具体而有针对性的饮食分析

尽管糖的消耗尤其是糖的进食频率是与龋齿发生关系最为密切的因素，但糖又是人类快速获取能量的最佳来源。因此，笼统地对患者讲不吃糖或少吃糖是起不到防止或减少龋齿的作用的。只有让患者真正了解糖在龋齿发病中的作用，同时具体地与患者共同分析自己在饮食方面存在的问题及应该了解和注意的事项，才有助于预防和减少龋。要告诉患者什么时候不宜吃糖，如睡前或患口干症；吃糖后应该做些什么，如漱口和刷牙；应该怎样合理安排吃糖，如减少零食的次数；哪些食物更容易产酸致龋，如蔗糖、果糖等；哪些食物不致龋，如蔬菜、肉类等。

3. 菌斑控制指导

口腔卫生指导最主要的目的是教会患者自我控制菌斑的方法。让患者知道，清洁的牙面是不会得龋齿的。多数患者都有刷牙的习惯，但多数人做不到有效地清洁各个牙面。医师应该让患者了解哪些部位需要清洁，具体指导患者有效的清洁方法，包括如何使用牙线等。

4. 使用氟化物

氟的抗龋作用已为临床实践所证实，要教育每一位患者尤其是龋高危者，有规律地使用含氟牙膏。对儿童患者和高危患者，还应在每次就诊时，在牙面局部涂布氟化物，加强抗龋效果。

5. 定期检查

要求患者定期到口腔科医师处检查，以便早期发现和处理龋齿。一般患者每年检查一次，对于高危患者要加大频率，最少每年 2 次，必要时每 3 个月一次。对于猛性龋的患者除了严密观察，还应该积极预防和治疗。

龋病的治疗并不复杂，但治疗方案确定前的综合考虑则是一件重要的事情，是对医者综合素质的检验。口腔科医师不仅是医者，还应成为口腔医学知识的教育者和传播者。

二、制订治疗计划

1. 告知义务

医务人员要对患者尽到告知义务，使患者充分了解自己口腔患龋的实际情况，了解医师计划采取的措施，知道自己应做的事情和应付的费用。制订治疗计划需要患者或其家属和监护人的参与。

2. 处理主诉牙

患者寻医就诊，一般都有主诉症状。医者首先应该针对患者的主诉症状或主诉牙进行诊断并制订治疗计划和采取措施。即使对于多发的问题，也必须遵循上述原则。对患龋的牙，如果确定没有牙髓病变的临床表现和 X 线片表现，可以直接充填修复。如果存在牙髓充血或可疑炎症表现，最好采取二步法充填，即先将龋坏的组织清理干净，用对牙髓无刺激或有安抚作用的暂时充填材料充填，一至数周后无反应，则可进行永久性充填修复或嵌体修复。对于龋坏范围尚未波及牙髓的病例应尽可能保存牙髓活力。

3. 阻止龋的发展

在对主诉牙进行适当的处理后，要针对全口患龋的情况采取措施。对于口腔内同时发现多个牙齿患龋或者患龋呈急性发展的患者，应该采取措施，首先阻止龋的发展和蔓延。对于已有的龋洞，首诊时应尽可能去净龋坏组织，以暂时封闭材料封闭窝洞，阻止龋的发展。然后，再根据情况逐个修复龋损的牙齿。在处理龋坏牙的同时，应对易感牙齿采取措施，如牙面局部涂氟和窝沟封闭。

4. 修复龋损，恢复功能

对于多个牙齿同时患龋的病例要在停止和控制龋发展之后，逐个修复缺损的部分。修复龋病缺损可根据情况选择充填修复或嵌体修复。要根据个案与患者讨论选择修复的方法和所用材料。

5. 制定和落实预防措施

治疗期间和治疗后患者的口腔保健情况直接决定牙体修复体的效果和寿命，为此必须针对患者的具体情况，制定个性化的口腔保健方法。复诊时应该检查患者的执行情况。

6. 定期复查防止复发

龋齿的治疗仅靠门诊的工作或只是修复了龋坏的部分是不够的。补了龋洞，不等于治了病。要求患者定期复查，复查的频率依据患龋的程度和危险性而定。一般间隔时间应在6个月到1年。对于个别高危个体，应3个月一次。复查时除了检查口腔卫生和患龋情况之外，还应检查患者执行口腔保健计划的情况。

三、龋损修复治疗的基本原则

对于尚未形成窝洞的早期龋，可以通过去除病原物质、改变局部环境和再矿化的方法予以处理，并定期复查。对于已形成龋洞的病损，只能人工修复，修复时应该遵循下述原则。

1. 生物学原则

去除龋损感染的组织，保护正常牙髓组织不受损害，尽可能保留健康的牙体组织，修复龋损、恢复功能、恢复美观，是治疗龋齿需要遵循的基本生物学原则。

感染的牙齿组织含有大量细菌和细菌毒素，修复前如果不能将其彻底去除，势必会使感染扩散，不能阻止病变的进一步发展，是造成龋复发的主要原因。另外，脱矿后的牙体组织渗透性增加，如果没有去净存于洞缘的脱矿牙体组织，势必使洞缘的封闭性降低，增加微渗漏，增加外界刺激对窝洞深部组织的刺激，是治疗失败的重要原因。

牙本质—牙髓复合体是富含神经的生物组织。目前治疗龋齿时，主要依赖高速旋转的器械去除病变组织和预备窝洞。机械操作时的压力，器械摩擦产生的热、冷却过程造成的组织脱水及治疗所用药物和材料等因素都可能对牙本质—牙髓复合体尤其是牙髓组织造成不可逆的损伤。因此，治疗过程要特别注意对牙本质—牙髓复合体的保护。对所用器械设备要经常检查，及时更换损坏的部件，如变形的齿轮、钝旧的钻、喷水不准确的手机等。临床操作要十分轻柔和仔细，避免过度用力、牙齿脱水及长时间切削等。同时，要充分了解所使用的材料和药物特性，避免药物或材料对牙髓的刺激。备好的窝洞应该立即封闭，避免牙本质小管的二次感染。

为了获得良好的通路和固位，龋齿治疗的过程中有时不得不牺牲部分正常的牙体组织。但是，保留健康的组织始终应该是牙体治疗追求的目标。粘接修复技术相比以往的银汞合金充填术和嵌体修复术能够较多地保留健康组织，是一项十分有前途、需要改进和发展的技术。

2. 功能和美学的原则

龋损修复的根本目的是恢复功能和美观。功能的恢复除了外形的考虑之外，咬合的考虑不可忽略。修复完好的牙齿应有良好的咬合关系。对美观的考虑，一是外形，二是色泽。良好的外形和色泽是恢复自然美的要素。目前的直接粘接修复术和间接嵌体修复术均可达到较理想的美观修复效果。

修复后的牙齿除了自身的外形和色泽外，还应该与相邻牙齿和组织有良好的生物学关系，不应形成新的食物嵌塞和菌斑滞留区。

3. 固位和抗力的原则

修复龋损需用生物相容的材料，这种材料必须与牙齿紧密结合或牢固地存在于窝洞中才可以行使功能。寻求合适的固位方法一直是龋损修复的重点。概括起来，目前获取固位的方法主要有两种，机械固位和化学粘接固位。

（1）机械固位：是应用银汞合金充填术修复牙体组织缺损的主要固位方法。充填前要求制作一定洞形，利用洞形的壁和形状通过摩擦和机械锁扣使充填材料获得固位。为了获得足够的抗力形，对抗咀嚼过程的各种力，充填体必须有一定厚度和强度。然而所有这些都不利于保留更多的健康牙体组织，不是理想的固位方法。粘接修复技术依赖材料与牙齿的化学粘接获取固位，是牙体修复所追求的目标。

（2）化学粘接固位：理想的粘接修复技术只需要全部或部分去除病变的牙体组织，在不破坏健康牙体组织的情况下，利用材料的化学粘接作用获得固位，利用材料的优越物理性能获得抗力。近代，粘接修复技术有了很大的发展。一方面，粘接剂的发展，已经突破了单纯粘接牙釉质或牙本质的界限。一种粘接剂可以同时对牙釉质和牙本质获得类似牙釉质和牙本质自然粘接的力量。另一方面，充填材料尤其是高分子的树脂类材料通过增加填料和改变填料特性的方法，已经获得基本能够满足咀嚼功能要求的复合树脂。然而，由于粘接修复材料中的基质材料为高分子的聚合材料，所以存在聚合收缩和材料老化的问题。尽管近年来的研究已经在克服这些问题方面有了巨大的发展，相关的材料也有了很大的改进，但是仍需要更多的长期临床观察和临床效果评估。

（姚丽英）

第三章

牙髓病

第一节　牙髓病学

一、概述

（一）病因

1. 微生物感染

微生物尤其是细菌感染是使牙髓病发生发展的主要因素。能够引发牙髓组织感染的细菌毒力因子相当广泛和复杂，目前被研究得较多的包括胞壁成分、可溶性因子以及毒素等。

（1）脂多糖（LPS）：LPS 的生物活性相当广泛，它所引起的细胞信号级联反应多样而复杂，有关 LPS 的研究已经持续了数十年，但仍在被广泛研究。目前所知，LPS 的信号转导首先通过与其受体（如 CD_{14}、巨噬细胞清道夫受体、β 整合素等）结合，将信号转导至细胞内。LPS 结合蛋白（LBP）参与 LPS 与受体的结合及其在细胞膜的分子锚定，BPI（杀菌性/渗透性增加蛋白）、RSLA（降解脱酰的 R. shpaeroides Lipid A）则调节着 LPS 信号的细胞内转导。在细胞内，LPS 不仅调节着多个细胞因子（ILs、TNFst 等）的生物学活性，也通过激活细胞内重要的转录因子（NF-κB、CBF-α 等）参与广泛的细胞活动。

（2）细菌胞外膜泡（ECV）：ECV 是细菌外膜向外膨出呈芽状，在形成独立成分游离进入周围微环境的一种泡状膜结构，它是许多革兰阴性菌的一种适应性或功能生物学特征。ECV 作为毒力成分的载体，有完整的膜结构，在毒理学和免疫学特征上与细菌本身相似，所以在某种程度上具有细胞样特性。然而它体积小（30~300nm），可透过微小间隙、解剖屏障，故又具有大分子样作用，它在形成过程中包容并浓缩了许多细菌固有的成分，游离出来以后，扩展了细菌毒力作用的范围和强度，如前列腺素 E_2 受体激动剂（PgECA）能到达深层组织造成远层破坏作用。

（3）细菌及其毒力因子的感染途径。

1）经牙体缺损处感染。①深龋，近髓或已达牙髓的龋洞是最常见的途径。根据研究，当覆盖牙髓的牙本质厚度小于 0.2 mm 时，髓腔内就可能找到细菌，有时细菌未进入髓腔，但其细菌毒素可通过牙本质小管进入髓腔引起牙髓炎症。正常的牙髓对龋病的反应是在相应的髓腔壁上沉积修复性牙本质，以阻止病变波及牙髓，但当龋病进展快于修复性牙本质沉积速度时，易致露髓，细菌可直接感染牙髓。②近髓或已达到牙髓的楔状缺损，多发生在尖牙或前磨牙。③畸形中央尖折断或被磨损露髓，多发生在下颌前磨牙。④畸形舌侧沟和畸形舌侧窝。⑤牙隐裂深达髓腔。⑥重度磨损已近髓或露髓。⑦外伤性牙折露髓和钻磨牙体时意外露髓。

2）通过牙周袋感染。微生物及其毒素可通过根分叉处和根旁侧的侧根管、根尖孔管处，侵入牙髓，这种感染，临床上常称为逆行性感染。因其牙髓病变一般从根髓开始，继而上升至冠髓及至整个牙髓组织。

3）血源感染。经过血液而侵入牙髓，但这种途径比较罕见。在其他脏器有急性感染时，可产生菌血症或败血病，微生物及其毒素有可能经过血液侵入牙髓，引起牙髓炎症，这种感染称为血源性牙髓炎。临床发现健康人血液循环中有菌血症的占10%。牙体、牙龋手术及其他手术如拔牙等占百分比更高，所以，相当多的人带有短暂的菌血症。

2. 化学刺激

（1）药物刺激：在进行牙体修复时，如果选用的消毒物不当，可以对牙髓组织造成严重损伤。硝酸银、酚类、醛类药物对牙髓组织都有很强的刺激性。

（2）修复性刺激：如深洞直接用磷酸锌水门汀热垫底；残留牙本质较薄的洞形和复合树脂修复；酸蚀剂使用不当等。

3. 物理刺激

（1）温度刺激：制洞时如使用气涡轮机必须喷水降温，否则会导致牙髓充血引起炎症。

（2）电流刺激：口腔内如有两种不同金属的修复物接触，通过唾液可产生电位差，对牙髓有一定刺激。

（3）气压变化的影响：在高空飞行或深水潜泳时，气压变化可导致牙髓病变急性发作。

（4）创伤：包括咬𬌗创伤、外伤等。

（5）全身因素：有报道糖尿病等可引起牙髓退行性变，但血源性感染引起的牙髓病极少见。

（二）分类和转归

1. 组织病理学分类

牙髓在组织学上变异很大，所谓正常牙髓和各种不同类型的病变牙髓常存在着移行阶段和重叠现象。因此，即使采用组织病理学的方法，要将牙髓状况的各阶段准确地进行分类有时也是困难的。临床医师可以根据患者提供的症状及各种临床检查结果来推测患牙牙髓的病理损伤特点。从临床治疗的角度来看，对于那些需做牙髓摘除的病理学表现的诊断实际上只对选择治疗方法起一个参考作用，因而无须准确做出牙髓疾病的组织学诊断。而对那些需要保存活髓的患牙，却需对牙髓的病理状态及恢复能力做出正确的估计。

在组织病理学上，一般将牙髓分为正常牙髓和病变牙髓两种。对于病变牙髓一直沿用如下分类。

（1）牙髓充血：生理性牙髓充血；病理性牙髓充血。

（2）急性牙髓炎。

1）急性浆液性牙髓炎。急性局部性浆液性牙髓炎；急性全部性浆液性牙髓炎。

2）急性化脓性牙髓炎。急性局部性化脓性牙髓炎；急性全部性化脓性牙髓炎。

（3）慢性牙髓炎。

1）慢性闭锁性牙髓炎。

2）慢性溃疡性牙髓炎。

3）慢性增生性牙髓炎。

（4）牙髓坏死与坏疽。

（5）牙髓退行性变：空泡变性、纤维变性、网状萎缩、钙化。

（6）牙内吸收：Seltzer从人牙组织学连续切片检查结果中发现，不可能将所见到的牙髓病变按上述分类法划分。他提出如下的分类：①完整无炎症牙髓。②萎缩性牙髓（包括各种退行性变）。③完整牙髓，但有散在的慢性炎症细胞（称为移行阶段）。④慢性局部性牙髓炎（包括部分液化性坏死或部分凝固性坏死）。⑤慢性全部性牙髓炎（包括部分液化性坏死或部分凝固性坏死）。⑥全部牙髓坏死。无炎症牙髓出现的萎缩性变化可能与既往的治疗或龋病史有关。对临床医师来说，重要的是需要判断患牙的牙髓是否可通过实施一些临床保护措施而得以保留其生活状态且不出现临床症状。因此，在临床上需要一套更为实用的分类和诊断标准。

2. 临床分类

根据牙髓病的临床表现和治疗预后进行分类。

（1）可复性牙髓炎。

（2）不可复性牙髓炎：①急性牙髓炎（包括慢性牙髓炎急性发作）；②慢性牙髓炎（包括残髓炎）；③逆行性牙髓炎。

（3）牙髓坏死。

（4）牙髓钙化：①髓石；②弥漫性钙化。

（5）牙内吸收。

3. 转归

牙髓为疏松结缔组织，被包裹在四周皆为坚硬的牙本质壁内，一旦发生炎症，其组织解剖特点决定了髓腔内的炎性渗出物无法得到彻底引流，局部组织压增高，使感染容易很快扩散到全部牙髓，并压迫神经产生剧烈疼痛。因为牙髓与机体的联系主要是借助于狭窄的根尖孔与根尖周围组织相通连，所以，在发生炎症时组织几乎不能建立侧支循环，严重地限制了其恢复能力，使其易于走向坏死。牙髓炎病变过程随着外界刺激物及机体抵抗力的变化，可有3种趋向：①当外界刺激因素被消除后，牙髓的炎症受到控制，机体修复能力得以充分发挥，牙髓组织逐渐恢复正常，此种情况多见于患牙根尖孔较为粗大，牙髓炎症较轻微，全身健康状况良好时；②当外界刺激长期存在，刺激强度并不很强或刺激减弱，或牙髓炎症渗出物得到某种程度的引流时，牙髓病变则呈现慢性炎症表现，或成为局限性化脓灶；③外界刺激较强且持续存在，致使牙髓的炎症进一步发展，局部组织发生严重缺氧、化脓、坏死，以至于全部牙髓均失去生活能力。

二、临床表现和诊断

（一）可复性牙髓炎

可复性牙髓炎是牙髓组织以血管扩张、充血为主要病理变化的初期炎症表现，它相当于牙髓病的组织病理学分类中的"牙髓充血"。由于"充血"是炎症全过程中自始至终的一种病理表现，因而，严格地讲"牙髓充血"既不能构成一种组织学诊断，更谈不上作为临床诊断用语了。在临床实际工作中，若能彻底去除作用于患牙上的病原刺激因素，同时给予患牙适当的治疗，患牙牙髓可以恢复到原有的状态。基于这一临床特点，将其称为"可复性牙髓炎"更符合实际。但若外界刺激持续存在，则牙髓的炎症继续发展，患牙转成不可复性牙髓炎。

1. 临床表现

（1）症状：当患牙受到冷、热温度刺激或甜、酸化学刺激时，立即出现瞬间的疼痛反应，尤其对冷刺激更敏感，刺激一去除，疼痛随即消失。无自发性疼痛。

（2）检查：①患牙常见有接近髓腔的牙体硬组织病损，如深龋、深楔状缺损，或可查及患牙有深牙周袋，也可受累于咬𬌗创伤；②患牙对温度测验表现为一过性敏感，且反应迅速，尤其对冷测反应较强烈，当去除刺激后，症状仅持续数秒即缓解；进行牙髓电活力测试时，患牙也呈一过性敏感反应；③叩诊反应同正常对照牙，即为阴性。

2. 诊断要点

（1）主诉对温度刺激一过性敏感，但无自发痛的病史。

（2）可找到能引起牙髓病变的牙体病损或牙周组织损害等病因。

（3）对牙髓活力测试的反应阈值降低，相同的刺激患牙常可出现一过性敏感。

3. 鉴别诊断

（1）深龋：患有深龋的患牙对温度刺激也敏感，但往往是当冷、热刺激进入深龋洞内才出现疼痛反应，且其刺激去除后症状并不持续。在实际临床检查时，深龋与可复性牙髓炎有时很难区别，此时可按可复性牙髓炎的治疗进行处理。

（2）不可复性牙髓炎：可复性牙髓炎与不可复性牙髓炎的区别关键在于前者绝无自发痛病史，后者一般有自发痛病史，且温度刺激去除后，不可复性牙髓炎的疼痛反应持续时间较长，有时可出现轻度叩痛。在临床上，若可复性牙髓炎与无典型自发痛症状的慢性牙髓炎一时难以区分时，可先采用诊断性治疗的方法即用氧化锌丁香油酚粘固剂进行安抚治疗，在观察期内视是否出现自发痛症状再明确诊断。

（3）牙本质过敏症：患有牙本质过敏症的患牙往往对探、触等机械刺激和酸、甜等化学刺激更敏感。而可复性牙髓炎主要是对冷、热温度刺激一过性敏感。

（二）不可复性牙髓炎

不可复性牙髓炎是一类病变较为严重的牙髓炎症，可发生于牙髓的某一局部，也可能涉及全部牙髓，甚至在炎症中心部位已发生不同程度的坏死。上述发生在牙髓组织中的炎症的范围和性质在临床上很难准确区分，而且此类牙髓炎症自然发展的最终结局均为全部牙髓坏死，几乎没有恢复正常的可能，临床治疗只能选择摘除牙髓以去除病变的方法。所以，将这一类牙髓炎症统称为不可复性牙髓炎。但按其临床发病和病程经过的特点，又可分为急性牙髓炎（包括慢性牙髓炎急性发作）、慢性牙髓炎、残髓炎和逆行性牙髓炎。

1. 急性牙髓炎

急性牙髓炎的临床特点是发病急，疼痛剧烈。临床上绝大多数属于慢性牙髓炎急性发作的表现，龋源性者尤为显著。无慢性过程的急性牙髓炎多出现在牙髓受到急性的物理损伤、化学刺激以及感染等情况下，如手术切割牙体组织等导致的过度产热、充填材料的化学刺激等。

必须加以说明的是应该将临床上表现出来的急性症状与组织病理学上的急性炎症区分开来。真正意义上的急性牙髓炎很少引起疼痛，因为从组织病理学的角度来看，所谓的急性炎症过程是短暂的，很快就会转为慢性炎症或因得到引流而使急性炎症消退。但是，由炎症引起的急性症状却可持续较长时间，给患者造成巨大痛苦。出现疼痛的牙髓炎症多数为慢性炎症，而且炎症常已存在了相当长的时间。如在深龋的进展过程中，牙髓早已有了慢性炎症，而此时临床上可能还未出现典型的急性症状。疼痛症状的出现常与作为渗出物引流通道的冠部开口被堵塞有关。因此，在临床诊断时，可将有急性疼痛症状者视为慢性炎症的急性发作。

（1）临床表现。

1）症状：急性牙髓炎（包括慢性牙髓炎急性发作）的主要症状是剧烈疼痛，疼痛性质具有下列特点。①自发性阵发性痛：在未受到任何外界刺激的情况下，突然发生剧烈的自发性尖锐疼痛，疼痛可分为持续过程和缓解过程，即所谓的阵发性发作或阵发性加重。在炎症的早期，疼痛持续的时间较短，而缓解的时间较长，可能在一天之内发作二三次，每次持续数分钟。到炎症晚期，疼痛的持续时间延长，可持续数小时甚至一整天，而缓解时间缩短或根本就没有疼痛间歇期。炎症牙髓出现化脓时，患者可主诉患牙有搏动性跳痛。②夜间痛：疼痛往往在夜间发作，或夜间疼痛较白天剧烈。患者常因牙痛而难以入眠或从睡眠中痛醒。③温度刺激加剧疼痛：冷、热刺激可激发患牙的剧烈疼痛。若患牙正处于疼痛发作期内，温度刺激可使疼痛加剧。如果牙髓已有化脓或部分坏死，则患牙可表现为所谓的"热痛冷缓解"。这可能是因为牙髓的病变产物中有气体，受热后使其膨胀，致使髓腔内压力进一步增高，产生剧痛。反之，冷空气或凉水可使气体体积收缩，减小压力而缓解疼痛。临床上常见到患者携带凉水瓶就诊，随时含漱冷水进行暂时止痛。④疼痛不能自行定位：疼痛发作时，患者大多不能明确指出患牙。疼痛呈放散性或牵涉性，常常是沿三叉神经第二支或第三支分布区域放射至患牙同侧的上、下颌牙或头面部。但这种放散痛绝不会放散到患牙的对侧区域。

2）检查：①患牙可查及接近髓腔的深龋或其他牙体硬组织疾病，有时也可见牙冠有充填体存在或可查到患牙有深牙周袋；②探诊常可引起剧烈疼痛，有时可探及微小穿髓孔，并可见有少许脓血自穿髓孔流出；③温度测试时，患牙的反应极其敏感或表现为激发痛，刺激去除后，疼痛症状要持续一段时间；也可表现为热测激发痛，冷测则缓解。进行牙髓电活力测试时，患牙的牙髓若处于早期炎症阶段，其反应性增强，若处于晚期炎症，则表现为迟钝；④牙髓的炎症处于早期阶段时，患牙对叩诊无明显不适；处于晚期炎症的患牙，因牙髓炎症的外围区已波及根尖部的牙周膜，因此可出现垂直方向的轻度叩痛。

（2）诊断要点。

1）典型的疼痛症状：自发痛、夜间痛、冷热激发痛、放散痛。

2）患牙可被查到有引起牙髓病变的牙体损害或其他病因。

3）牙髓活力测试，尤其温度测试结果以及叩诊反应可帮助患牙定位。对患牙的确定是诊断急性牙髓炎的关键。

（3）鉴别诊断：急性牙髓炎的主要症状为剧烈的牙痛。因此，在临床上遇到以牙痛为主诉就诊的患者，应注意与那些可引起牙痛症状的其他疾病进行鉴别。

1）三叉神经痛：三叉神经痛的发作一般有疼痛"扳机点"，患者每触及该点即诱发疼痛。患者在诉说病史时，往往忽略此点，应特别加以详细询问。再者三叉神经痛很少在夜间发作，且冷、热温度刺激并不引发疼痛。

2）龈乳头炎：龈乳头炎也可出现剧烈的自发性疼痛，但疼痛性质为持续性胀痛，对温度测试的反应为敏感，一般不会导致激发痛，患者对疼痛多可定位。检查时可发现患者所指示的部位龈乳头有充血、水肿现象，触痛极为明显。患处两邻牙间可见有食物嵌塞的痕迹或可问及食物嵌塞史。一般不能查及可引起牙髓炎的牙体硬组织损害及其他疾病。

3）急性上颌窦炎：患有急性上颌窦炎时，患侧的上颌后牙可出现类似牙髓炎的疼痛症状。这是因为上颌后牙根尖区的解剖部位恰与上颌窦底相邻接，且分布于该区域牙髓的神经是先经过上颌窦侧壁或窦底后再进入根尖孔内的。因此，上颌窦内的急性炎症可牵涉到相应上颌后牙的牙髓神经而引发"牙痛"，此时疼痛也可放散至头面部而易被误诊。但通过仔细检查，可发现在急性上颌窦炎时所出现的疼痛为持续性胀痛，患侧的上颌前磨牙和磨牙可同时受累而致二三颗牙均有叩痛，但无引起牙髓炎的牙体组织疾病。上颌窦前壁可出现压痛，同时，患者还可能伴有头痛、鼻塞、脓涕等上呼吸道感染的症状。

2. 慢性牙髓炎

慢性牙髓炎是临床上最为常见的一类牙髓炎，有时临床症状很不典型，容易误诊而延误治疗。

（1）临床表现：慢性牙髓炎一般不发生剧烈的自发性疼痛，但有时可出现不甚明显的阵发性隐痛或者每日出现定时钝痛。慢性牙髓炎的病程较长，患者可诉有长期的冷、热刺激痛病史。因此，炎症容易波及全部牙髓及根尖部的牙周膜，致使患牙常表现有咬殆不适或轻度的叩痛。患者一般多可定位患牙。

根据组织病理学的检查结果，视髓腔是否已被穿通而将慢性牙髓炎分为慢性闭锁性牙髓炎和慢性开放性牙髓炎。前者患牙的牙髓尚未暴露，而后者髓腔已与外界相通。由于牙髓的血液供应等条件的不同，髓腔呈暴露状的牙髓所表现出来的组织反应也不同，因而又有了溃疡性和增生性之分。在临床上，这3型慢性牙髓炎除了具有慢性牙髓炎共同的表现之外，无论是患者主诉的症状还是临床检查的体征又各自有其特点，现分述如下。

1）慢性闭锁性牙髓炎。

症状：无明显的自发痛。但曾有过急性发作的病例或由急性牙髓炎转化而来的病例则可诉及有剧烈自发痛的病史，也有无自发痛症状者。几乎所有患者都有长期的冷、热刺激痛病史。

检查：①查及深龋洞、冠部充填体或其他近髓的牙体硬组织疾病；②洞内探诊患牙感觉较为迟钝，去净腐质后无肉眼可见的露髓孔；③患牙对温度测试和电测试的反应多为迟缓性反应，或表现为迟钝；④多有轻度叩痛（＋）或叩诊不适感（±）。

2）慢性溃疡性牙髓炎。

症状：多无自发痛，但患者常诉食物嵌入患牙洞内即出现剧烈的疼痛。另一典型症状是当冷、热刺激患牙时，会产生剧痛。

检查：①查及深龋洞或其他近髓的牙体损害，患者由于怕痛而长期废用患牙，以至于见患牙有大量软垢、牙石堆积，洞内食物残渣嵌入较多；②去除腐质，可见有穿髓孔；用尖锐探针探查穿髓孔时，浅探不痛，深探剧痛且见有少量黯红色血液渗出；③温度测试表现为敏感；④一般没有叩痛，或仅有极轻微的叩诊不适。

3）慢性增生性牙髓炎：此型牙髓炎的发生条件是患牙根尖孔粗大，血运丰富以及穿髓孔较大，足以允许炎症牙髓增生呈息肉状并自髓腔突出。因此，慢性增生性牙髓炎多见于青少年患者。

症状：一般无自发痛，有时可有患者诉说进食时患牙疼痛或有进食出血现象，因此长期不敢用患侧咀嚼食物。

检查：患牙大而深的龋洞中有红色的肉芽组织，即牙髓息肉，它可充满整个洞内并达殆面，探之无痛但极易出血。由于长期废用，常可见患牙及其邻牙有大量牙石堆积。

当查及患牙深洞处有息肉时，临床上要注意与牙龈息肉和牙周膜息肉相鉴别。牙龈息肉多是在患牙邻殆面出现龋洞时，由于食物长期嵌塞加之患牙龋损处粗糙边缘的刺激，牙龈乳头向龋洞增生所形成的息肉样物体。牙周膜息肉是在多根牙的龋损发展过程中，不但髓腔被穿通，而且髓室底也遭到破坏，外界刺激使根分叉处的牙周膜反应性增生，息肉状肉芽组织穿过髓底穿孔处进入髓室，外观极像牙髓息肉。在临床上进行鉴别时，可用探针探查息肉的蒂部以判断息肉的来源。当怀疑为牙龈息肉时，还可自蒂部将其切除，见出血部位位于患牙邻面龋洞龈壁外侧的龈乳头位置即可证实判断。对牙髓息肉和牙周膜息肉进行鉴别时，应仔细探查髓室底的完整性，拍X线片可辅助诊断。

（2）诊断要点。

1）可以定位患牙，有长期冷、热刺激痛病史和（或）自发痛病史。

2）可查到引起牙髓炎的牙体硬组织疾病或其他病因。

3）患牙对温度测试的异常表现。

4）叩诊反应可作为很重要的参考指标。

在临床上诊断慢性牙髓炎可以不再细分为闭锁性、溃疡性及增生性，这是因为临床对洞底是否与髓腔穿通的检查结果与实际的组织学表现常有出入，再者从治疗方法的选择上这3种类型也无区别。因此，临床仅对患牙明确诊断出慢性牙髓炎即可。还有一点需要注意的是当无典型临床表现的深龋患牙，在去净腐质时发现有露髓孔，甚或在去腐未净时已经露髓，即诊断为慢性牙髓炎。

（3）鉴别诊断。

1）深龋：无典型自发痛症状的慢性牙髓炎有时与深龋不易鉴别。可参考温度测试结果进行判断。深龋患牙往往是当温度刺激进入洞内才出现敏感症状，刺激去除后症状立即消失；而慢性牙髓炎对温度刺激引起的疼痛反应会持续较长时间。另外，慢性牙髓炎可出现轻叩痛，而深龋患者对叩诊的反应与正常对照牙相同，即为阴性。

2）可复性牙髓炎：见本节可复性牙髓炎鉴别诊断。

3）干槽症：患侧近期有拔牙史。检查可见牙槽窝空虚，骨面暴露，出现臭味。

拔牙窝邻牙虽也可有冷、热刺激敏感及叩痛，但无明确的牙髓疾病指征。

3. 残髓炎

残髓炎属于慢性牙髓炎，因其发生在经牙髓治疗后由于残留了少量炎症根髓或多根牙遗漏了未做处理的根管，所以命名为残髓炎。由于残髓炎在临床表现及诊断上有一定特点，所以将它单列叙述。

（1）临床表现。

1）症状：残髓炎的临床症状与慢性牙髓炎的疼痛特点相似，常表现为自发性钝痛、放散性痛、温度刺激痛。因炎症发生于近根尖孔处的根髓组织，所以患牙多有咬殆不适感或轻微咬殆痛。患牙有牙髓治疗的病史。

2）检查：①患牙牙冠有作过牙髓治疗的充填体；②对患牙施以强冷或强热刺激进行温度测试，其反应可为迟缓性痛或稍有感觉；③叩诊轻度疼痛（＋）或不适感（±）；④去除患牙充填物，用根管器械探查病患根管深部时有感觉或疼痛。

（2）诊断要点。

1）有牙髓治疗史。

2）有牙髓炎症状表现。

3）强温度刺激患牙有迟缓性痛以及叩诊疼痛。

4）探查根管深部有疼痛感觉即可确诊。

4. 逆行性牙髓炎

逆行性牙髓炎的感染来源于患牙牙周病所致的深牙周袋。袋内的细菌及毒素通过根尖孔或侧、副根管逆行进入牙髓，引起根部牙髓的慢性炎症，也可由局限的慢性牙髓炎急性发作所致。因为此型牙髓炎的感染走向与通常由冠部牙髓开始、逐渐向根部牙髓进展的牙髓炎方向相反，故名逆行性牙髓炎。感染通过近牙颈部和根分叉部侧支根管引起的牙髓发炎多为局限性牙髓炎，疼痛并不非常剧烈。而由根尖方向引起的逆行性牙髓炎对牙髓血运影响极大，临床上可以急性牙髓炎表现出来。逆行性牙髓炎是牙周—牙髓联合征的一型。

（1）临床表现。

1）症状：患牙可表现为自发痛，阵发痛，冷、热刺激痛，放散痛，夜间痛等典型的急性牙髓炎症状。也可呈现为慢性牙髓炎的表现，即冷、热刺激敏感或激发痛以及不典型的自发钝痛或胀痛。患牙均有长时间的牙周炎病史，可诉有口臭、牙齿松动、咬𬌗无力或咬𬌗疼痛等不适症状。

2）检查：①患牙有深达根尖区的牙周袋或较为严重的根分叉病变，牙龈水肿、充血、牙周袋溢脓，牙可有不同程度的松动；②无引发牙髓炎的深龋或其他牙体硬组织疾病；③对多根患牙牙冠的不同部位进行温度测试，其反应可为激发痛、迟钝或无反应，这是由于同一牙不同根管内的牙髓病理状态不同所致；④患牙对叩诊的反应为轻度疼痛（＋）至中度疼痛（＋＋）；⑤X线片显示患牙有广泛的牙周组织破坏或根分叉病变。

（2）诊断要点。

1）患者有长期的牙周炎病史。

2）近期出现牙髓炎症状。

3）患牙未查及引发牙髓病变的牙体硬组织疾病。

4）患牙有严重的牙周炎表现。

（周立波）

第二节　根管治疗

一、概述

根管治疗是一种治疗牙髓病及根尖周病的有效方法，其核心是去除感染源，杜绝再感染的途径。它是通过机械和化学的方法预备根管，将存在于牙髓腔内已发生不可复性损害的牙髓组织和作为根尖周病的病原刺激物全部清除，以消除感染源；在清洁根管的同时，将根管预备成一定形状，以方便大量冲洗髓腔和充填根管，通过严密地堵塞空腔从而达到防止再感染的目的。经过根管治疗，可防止根尖周炎的发生或促进原有根尖周病变的愈合，最终使患牙被保存下来，维护牙列的完整和咀嚼的功能。

二、适应证

（1）各型牙髓炎、牙髓坏死和各型根尖周炎。

（2）外伤牙。牙根已发育完成，牙冠折断牙髓暴露者；或牙冠折断虽未露髓，但修复设计需进行全冠或桩核冠修复者；或根折患牙断根尚可保留用于修复者。

（3）某些非龋牙体硬组织疾病。

1）重度的牙釉质发育不全、氟牙症、四环素牙等牙发育异常患牙需行全冠或桩核冠修复者。

2）重度磨损患牙出现严重的牙本质敏感症状又无法用脱敏治疗缓解者。

3）微裂牙需行全冠修复者。

4）牙根纵裂患牙需行截根手术的非裂根管。

（4）牙周—牙髓联合病变患牙。

（5）因义齿修复需要，如错位、扭转或过长而无其他牙体牙髓病损的牙齿，或牙冠大面积缺损、残根而需行全冠、桩核冠修复的患牙。

（6）因颌面外科需要，如某些颌骨手术所涉及的牙齿。

（7）移植牙和再植牙。

三、根管治疗的基本器械

1. 光滑髓针

光滑髓针由柄和探针两部分组成。柄分长和短两种。短柄适用于后牙，长柄则用于前牙。探针细长，横断面为圆形或三角形，用于探查根管情况、卷面捻擦干根管或根管封药，也可用于充填根管糊剂（图3-1）。

2. 拔髓针

拔髓针的大小和形状与光滑髓针相似，但针侧有许多倒刺，用于拔除牙髓组织及取出根管内棉捻和纸尖。

光滑髓针或拔髓针按直径由粗到细的顺序分型为0、00和000号（图3-1）。

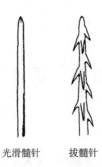

光滑髓针　　拔髓针

图3-1　光滑髓针和拔髓针

3. 髓针柄

髓针柄是用于安放光滑髓针和拔髓针的杆状金属手柄，一端有螺旋帽和三瓣簧以夹持髓针，便于操作。

4. 根管扩大器和根管锉

ISO 标准的根管扩大器和根管锉均由柄和工作端构成。工作端为不锈钢制成，其标准长度有 21 mm、25 mm、28 mm 和 31 mm 四种。工作端的刃部长度均为 16 mm（图 3-2），锥度为恒定的 0.02，即从工作刃尖端向柄部每移动 1 mm，其横断面的直径增大 0.02 mm。因此，其刃尖端横断面直径（D_1）与刃末端横断面直径（D_2）的差值是恒定的（$D_2 - D_1 = 0.32$ mm）。主要用于根管的机械预备。器械工作端带有一个小的橡皮止动片，为标记工作长度所用（图 3-3）。

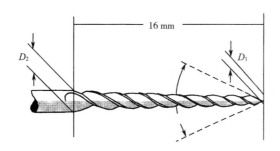

图 3-2　标准规格的根管扩大器

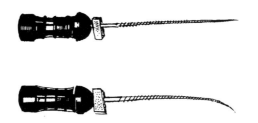

图 3-3　装有橡皮止动片的根管锉

根管扩大器刃端为螺旋状，每 1 mm 有 1/2 ~ 1 个螺纹，横断面为三角形。在根管内顺时针方向旋动时，有穿透缝隙和切割侧壁的能力，弹性较大，带出腐屑的能力较差。

根管锉的刃端有三种形状：K 型、H 型和鼠尾锉。K 型锉刃端是由横断面为三角形、四方形或菱形的不锈钢丝拧制而成，为螺旋状，螺纹密，菱形截面的锉针拧制出的螺刃呈高低交错。根管锉侧壁切割能力强，能使根管壁光滑，且带出碎屑能力强，但穿透能力较差。粗的 K 型锉和 H 型锉的切割刃为切削旋制所成，非拧制而成。H 型锉的横断面为逗号形，在根管壁上提拉时，侧壁切割能力强，但旋转穿透力不强，且易折断。鼠尾锉刃端如倒钩髓针，每一圆周有 8 个尖刺，用以侧壁切割效率高，带腐屑能力甚强，但根管壁光滑度较差。

根管扩大器和根管锉的国际标准型号按器械刃端横断面直径的大小分型，并以固定的颜色在器械的塑料柄上标定（表 3-1）。

表 3-1 根管扩大器和根管锉的国际标准型号

国际标准型号	刃尖端横断面直径（mm）	器械塑料柄颜色
6	0.06	粉
8	0.08	灰
10	0.10	紫
15	0.15	白
20	0.20	黄
25	0.25	红
30	0.30	蓝
35	0.35	绿
40	0.40	黑
45	0.45	白
50	0.50	黄
55	0.55	红
60	0.60	蓝
70	0.70	绿
80	0.80	黑
90	0.90	白
100	1.00	黄
110	1.10	红
120	1.20	蓝
130	1.30	绿
140	1.40	黑

5. 扩孔钻

扩孔钻种类很多，其柄端与钻针类似，分为手用与机用两种。颈部细长，刃部为棱锥形、枣核形，其尖可进入根管口，刃可切割根管口的外缘与侧壁，随着尖刃的探入，根管可逐渐变大成为漏斗状（图 3-4）。

6. 螺旋充填器

螺旋充填器的柄同钻针类，可安装在慢速弯机头上使用。工作端为富有弹性的螺旋状不锈钢丝制成（图 3-5）。顺时针方向旋转时，可将根管糊剂推入根管。

7. 根管充填加压器

有侧方加压器和垂直加压器两种（图 3-6），又分别含指持和手持两类。长柄手持器械结构和形状与手用充填器相似，但其工作端细长；短柄指持器械结构、形状、型号大小和柄颜色与根管锉相似。侧方加压器的工作端长而尖细，尖端直径与 ISO 标准的根管锉相符，并以相同颜色标记器械柄，锥度也为 0.02。在根管冷侧压充填时，用于展牙胶尖与根管侧壁间的缝隙，以利牙胶尖成为根管中充填物的主体，并达到三维致密充实的状态。垂直加压器的工作端长而细，前端平，用于垂直向压紧根管内的牙胶。

8. 测量根管工作长度（**WL**）的标尺

为一段 4~5 cm 长的不锈钢制的米突尺，便于消毒（图 3-7）。

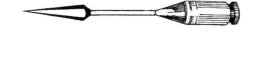

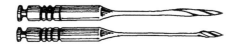

图 3-4　扩孔钻

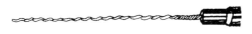

图 3-5　螺旋充填器

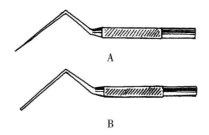

A

B

图 3-6　根管充填加压器

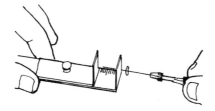

图 3-7　测量根管工作长度的标尺

四、临床操作

根管治疗由根管预备、根管消毒和根管充填三个步骤组成，现代观念更强调将根管清理、成形、消毒合为一体，强调机械预备和化学冲洗在实现去除感染目标中的作用，通过严密堵塞根管实现杜绝再感染。高质量地完成根管预备和根管充填是根管治疗成功的关键，而不合格的根管充填往往是由于根管预备不合格造成的。

根管治疗的临床操作应该严格遵循无痛和无菌的原则。

（一）髓腔进入和初预备

髓腔进入是根管治疗的首要步骤，其目的是获得无阻力进入根管根尖部的流畅的直线通道，以利对根管进行彻底的清洁和成形。髓腔进入和初预备包含两层含义：一是由牙冠外部进入髓室，要求能够直接到达、进入根管口；二是髓腔的冠部预备，通过对髓室的初步预备、改形，使清洁、成形根管的器械能够顺畅进入根管。髓腔的冠部预备又称为初预备。

髓腔进入和冠部预备的关键是入口洞形的设计和便易形的制备。入口洞形的设计依据是髓腔的解剖形态，不同的牙齿应设计不同的入口洞形。洞形轮廓是髓腔外形在冠面的投影，确定各髓角或各根管口在拟进入的牙冠表面（通常是前牙舌面，后牙咬合面）的投影位置，其圆滑的连线即为进入洞口的外形。便易形是为使所有根管口能够直接暴露在直视的入口视野中，根管器械能够无阻挡直线进入根管深部而设计的髓腔入路形态。进入根管的直线通路是指当器械进入根管时，只有根管壁与器械相接触，入路的其他部分（如髓室侧壁、入口洞缘）均不应阻碍器械的进入。因此，应将洞口敞开，将髓室侧壁修整改形，去除根管口的不规则钙化物，使冠部洞口和根管口形成漏斗形状，入路应预备成自洞口至根管口乃至根管冠段的连续、平滑、流畅的锥体形态，以引导器械顺利进入根管。在制备便易形的过程中，有时需要切割掉一些健康的牙体组织，此时一定要兼顾剩余牙体组织的抗力强度，努力使丧失的牙体组织量达到最小。

1. 各组牙齿入口洞形和便易形的操作要点

（1）上前牙组：一般只有1个根管，髓腔与根管分界不明显，根管较粗大。除侧切牙根尖部向远中或舌侧弯曲外，其余根管大多无明显弯曲。髓角包含在发育叶内。根管的横断面为钝三角形，髓腔膨大部分在牙颈部近舌隆凸处。操作时，从舌面窝中央近舌隆凸处，垂直于舌面的方向钻入，穿通髓腔后，改成平行于牙长轴方向扩展。①入口洞形：形态，切牙为底朝切缘、尖朝牙颈部的圆三角形，尖牙为椭圆形；部位，舌面窝中央，近远中边缘嵴之间（图3-8）。②便易形：直线进入的阻挡在舌隆突和切缘，操作时可于局部洞缘切槽以适应直线进入。必须仔细去净所有髓腔内容物，包括冠髓、着色牙本质和预备残渣，否则会引起牙齿变色。髓角处组织不能去净是最常见的问题。

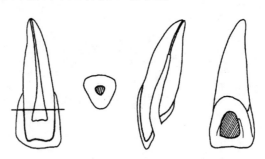

图3-8　上前牙髓腔进入图

（2）下前牙组：冠根形状同上前牙组，但体积小，牙齿直立在牙槽窝内，多为单根管，少数下前牙有2个根管。牙颈部的根管横断面近远中径非常窄。操作时，用细裂钻（700号）从舌面中央平行于牙长轴方向钻入，切勿近远中向偏斜，以免牙颈部侧穿。①入口洞形：形态，椭圆形；部位，舌面窝正中（图3-9）。②便易形：髓腔直线入路的投影穿过切缘，有时甚至投影在切缘的唇侧，所以入口的唇舌向需有足够的扩展，以形成直线入路，预备时对切缘局部的损伤，可用牙色材料给予修复。

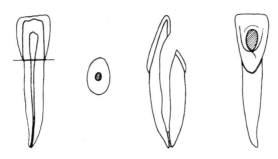

图 3-9　下前牙髓腔进入图

（3）上前磨牙组：牙冠的近远中径于颈部缩窄，牙根颈部横断面呈椭圆形，颊舌径明显大于近远中径。牙根为扁根。上第一前磨牙多为颊舌二根，根分叉位置接近根尖部。上第二前磨牙为 1 个扁根管。操作时，用细裂钻（700 号）从𬌗面中央钻入，达牙本质后沿颊舌方向移动，从一侧髓角穿入髓腔，再扩向另一侧，注意钻针方向与牙长轴一致。①入口洞形：形态，长椭圆形；部位，颊舌三角嵴中点之间，咬合面近远中向的中 1/3（图 3-10）。②便易形：髓腔扁长，入口的颊舌方向注意开够。牙冠颈部缩窄，近远中向宽度仅为牙冠接触区处宽度的 2/3，尤其是近中颈部牙本质壁较薄，应警惕该部位的穿孔。髓顶应去净，不要将 2 个髓角处的穿髓孔误认为根管口。

（4）下前磨牙组：下前磨牙的牙冠向舌侧倾斜，多为 1 个根管，少部分牙有 2 个根管。操作时，从𬌗面中央窝偏颊侧处钻入，以平行于牙长轴的方向颊舌向扩展。①入口洞形：形态，颊舌径略长的椭圆形或卵圆形；部位，咬合面颊尖至中央沟（图 3-11）。②便易形：注意钻针钻入的位置要偏颊侧，避免从舌侧穿孔。

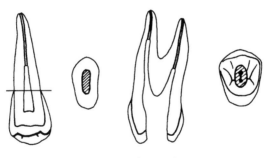

图 3-10　上前磨牙髓腔进入图

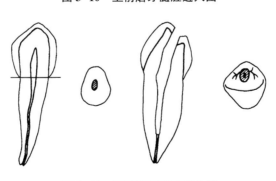

图 3-11　下前磨牙髓腔进入图

（5）上磨牙组：上磨牙略向近中倾斜，牙冠颈部的近、远中径缩窄，尤其是远中面向颈部收缩更为明显。有3个根，一般在每个牙根中有1个根管，但近中颊根较扁，有时出现2个根管。颊侧根管较细弯，腭侧根管较粗直。从牙颈部的横断面可见3~4个根管口，排列成三角形或斜方形。操作时，由中央窝钻入，到牙本质后，钻针向颊侧和近中舌尖方向移动，从近中舌髓角进入髓腔，沿各髓角扩展。注意钻针勿向近、远中方向倾斜，避免牙颈部侧穿。①入口洞形：形态，钝圆的三角形；部位，顶位于腭侧，底边位于颊侧，一腰在斜嵴的近中侧，与斜嵴平行，另一腰在近中边缘嵴内侧，与之平行（图3-12）。②便易形：去除髓室内的颈部牙本质凸起，形成直线到达各根管口的入路是改组牙初预备的重点。定位近中颊根的第二根管口（MB2）是该组牙入路预备的一个难点，MB2根管口通常位于近中颊根管口（MB）舌侧1.82 mm之处，可将圆三角形顶增宽呈梯形入口使器械更易于查找、发现MB2根管口。定位MB2的方法：在MB根管口和腭根管口（P）的连线上，由远中颊根管口（DB）向MB-P连线引一条垂线，两线交点的近中即为MB2根管口的位置区域（图3-13）。

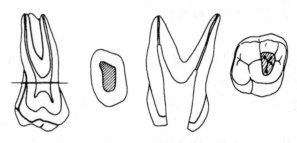

图3-12　上磨牙髓腔进入图

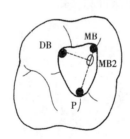

图3-13　上颌磨牙MB2根管口定位

（6）下磨牙组：下磨牙牙冠向舌侧倾斜，髓腔却偏向颊侧。一般有2个根，即近中根与远中根。近中根较扁，往往含有颊、舌2个根管。远中根较粗，多只有1个粗大的根管，少数病例也有2个根管。下第二磨牙牙根有时在颊侧融合，根管在融合处也彼此通连，在颈部横断面根管呈"C"字形。操作时，由𬌗面中央偏颊侧钻入，沿近、远中和颊舌方向扩展，从一侧髓角进入髓腔，沿各髓角扩展。注意钻入的位置不要偏舌侧，避免发生舌侧颈部穿孔。①入口洞形：形态，近远中径长，颊舌径短的钝圆角的梯形，其中近中边稍长，远中边稍短，舌侧洞缘在中央沟处；部位，咬合面近远中向中1/3，偏颊侧。②便易形：去除髓室内的颈部牙本质凸起，形成直线到达各根管口的入路是该组牙初预备的重点。在初始入口完成后，应根据根管口的位置再作便易形的修整。如远中有2个根管，常易遗漏远中颊（DB）根管，DB根管口位于远中（D）根管口的颊侧偏近中。定位远中根管口时，可在近中两根管的连线中点向远中做垂线或顺着髓室底表面近远中向的暗线向远中探寻，若远中根管口恰好位于垂线之上或暗线的尽头，多数为1个远中根管；若远中根管口偏于垂线或暗线的一侧（多为舌侧），则还应在其对侧（颊侧）找到第四根管口（DB根管）（图3-14）。

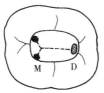
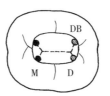
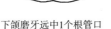

下颌磨牙远中1个根管口　　　　　　　下颌磨牙远中2个根管口

图3-14　下颌磨牙远中根管口的定位

2. 髓腔进入和初预备的操作步骤

（1）确定患牙冠、根、髓腔的解剖位置。通过观察牙冠与牙槽骨的关系和与之相交的角度，确定牙齿的位置。在附着龈上进行扣诊有助于确定牙根的走行。仔细研读术前X线片，可估计髓腔的位置、大小、钙化的程度，根管的大概长度和近—远中向的弯曲度。术者通过对上述信息的了解和掌握，用以决定操作时钻针进入的长轴方向和深度。

（2）去除龋坏组织和修复体。

（3）设计入口洞形，穿通髓腔，揭净髓室顶。预备牙本质深洞，一般情况下最好选择在高耸的髓角处穿髓；若遇髓室较小、顶底相近甚至相接，可考虑从对应于最粗的根管口处穿入。穿通髓腔后，可沿各髓角相连的髓室顶线角将髓室顶完整揭除。操作要领是应用钻针侧刃向外提拉式切割牙本质，而非向根尖方向钻磨。揭除髓室顶的同时可去除冠髓。

（4）修整髓室侧壁，形成便易形。前牙主要是去除入口切缘和舌隆突处的阻挡，后牙主要是去除髓室侧壁牙颈部的牙本质凸起，又称牙本质领。髓室内牙颈部的牙本质凸起常会遮挡住根管口的位置，也妨碍根管器械进入根管。颈部牙本质凸起的大小、厚度通常不会超过4#圆钻（直径1.4 mm）的大小。操作仍为向外提拉式动作。

（5）定位根管口：可循着髓室底色素标志查找根管口，也可寻找髓室底颜色有改变或牙本质不规则的迹象，根据这些线索在髓室底根管口的解剖部位稍用力探查能卡住DG-16探针针尖的位点，以此确定根管口的位置和分布，通过观察探针进入的角度了解根管的走行方向。当髓腔钙化较重，定位根管口发生困难时，应加强照明，辅助放大系统，如使用光纤照射仪、放大镜和显微镜，也可通过亚甲蓝染色髓室底，以发现那些未完全钙化的缝隙。

（6）去除根髓：选择与根管粗细相适应的拔髓针，斜插拔髓针至近根尖区（离根尖狭窄部2~3 mm处），做90°旋转，完整地一次拔除成形牙髓。如果冠髓已经坏死，先将1%~5.25%次氯酸钠溶液或2.5%氯亚明置入髓腔，然后再拔髓，从根管口开始分段渐进地除净牙髓，不要一次到达根尖区。根管较细较弯曲时，拔髓针难以到达根尖1/3区，可用根管锉插入根管，轻微旋转搅碎牙髓，然后冲洗，反复数次可去净牙髓。

（7）探查、通畅根管，建立根管通路：选用小号K锉（08号、10号、15号）在距锉针尖端2~3 mm处预弯，在冲洗液的伴随下自根管口向根管内以90°~180°轻微往返旋转进入，不要向根尖方向施压，预弯的器械尖端在不断地往返转动进入过程中可以绕过或避开根管壁上的不规则钙化物及台阶，顺利地到达根尖部，建立起根管的通路，为根管预备做好准备。这种用于探查根管的小号 K 锉又称作根管通畅锉。在建立根管通路的操作期间，可伴随使用 EDTA 凝胶或溶液，还要以大量的冲洗液冲洗、充盈髓腔，冲洗液推荐用次氯酸钠溶液。

（二）根管预备

根管预备是采用机械和化学的方法尽可能地清除根管系统内的感染物质，包括牙髓腔内所有的残髓、微生物及其产物以及感染的管壁牙本质，达到清理、成形根管的目的。

对牙髓已遭受不可复性损害的活髓患牙进行根管治疗又称牙髓摘除术。由于该类患牙的根管深部尚未被感染，预备根管的主要任务是去除根管内的牙髓组织并成形根管，以利根管充填。因此，在临床操作过程中应特别注意避免医源性地将感染带入根管深部。

根尖周病患牙的牙髓多已坏死，根管存在严重的感染。对这类死髓患牙进行根管治疗，不仅要去除坏死牙髓的残渣，更重要的是去净根管内的感染刺激源，即细菌及其毒性产物。彻底清洁根管系统后，再对根管进行严密的充填，将根管内已减少到很微量的残余细菌封闭在无营养来源的根管中，使之丧失生长繁殖的条件，杜绝再感染发生，从而为血运丰富的根尖周组织行使其修复再生功能提供有利条件，最终达到防治根尖周病的目的。

1. 根管预备的原则和标准

（1）应在无痛、无菌的条件下操作，避免医源性的根管内感染或将感染推出根尖孔。

（2）根管预备应局限在根尖狭窄部（即牙本质—牙骨质交界处）以内的根管空间，所有操作必须在准确掌握 WL 的基础上进行，WL 是指根管器械进入根管后从牙冠部的参考标志点到达根尖狭窄处的距离。

（3）机械预备前，一定要让化学冲洗液先行进入根管；机械预备过程中，必须伴有大量、频繁的化学冲洗液浸泡、冲洗，同时辅助以化学螯合剂的润滑；机械预备结束后的末次根管冲洗，液量应多于 2 mL。

（4）根管清理、成形的标准。

1）根管管径扩大，根管内及根管壁的绝大部分感染物被机械刮除或化学溶解、冲出，去除根管壁上的玷污层。

2）根管形成从根管口至根尖狭窄部由粗到细的具有一定锥度的形态。根管的冠 1/3 部分应充分扩大，以提供足够的空间，利于根管冲洗和牙胶的加压充填。

3）保持根管原有的解剖位置和走行，避免出现根管改道偏移、过度切割和侧壁穿孔等并发症。

4）保留根尖狭窄部的完整形态，在牙本质—牙骨质界的牙本质侧形成根尖挡，以利根管充填时将主牙胶尖的尖端固位并提供一个在根管内压紧充实根充材料的底托，限制超填。

2. 根管预备的操作步骤

根管机械预备的主要技术有步退法、步进法和冠下法，三者对根管分段预备的顺序有所不同（表 3-2），但为了有效实现根管预备的目标，避免预备并发症和器械断离等操作意外的发生，现代观念更强调将髓室和根管冠部充分预备，在完全消除来自冠方对器械的阻力后，再行根管根尖部的预备。因此，在临床实际操作中上述各方法的运用也不是截然分开的。

表 3-2 根管机械预备技术

步退法	步进法	冠下法
髓腔初预备通畅根管	髓腔初预备通畅根管	髓腔初预备通畅根管
确定 WL	根管冠 1/2 逐步深入预备	根管冠部预备
根管根尖部预备	确定 WL	确定 WL
根管中部预备	根管根尖 1/2 逐步后退预备	根管中部预备
根管冠部预备		根管根尖部预备

在实施操作前必须拍摄 X 线片，用以辅助诊断和了解根管解剖情况，还作为估计根管 WL 的依据。在完成髓腔进入并初预备到位后，开始进行根管的预备。

（1）确定根管 WL（图 3-15）：首先测量术前 X 线片上该牙齿的长度（由切端、牙尖或后牙窝洞边缘的某一点至根尖端），将此值减 1 mm 作为估计 WL。然后将 10 号或 15 号根管锉或扩大器插入根管内，用电阻抗型根尖定位仪测定 WL 时，需保持根管内处于潮湿状态，一边向根尖方向推进器械，一边读取仪器指示盘上的显示，当指示到达根尖狭窄区时，用橡皮止动片标记进入器械在牙冠标志点处的位置。从根管中取出器械，量取器械尖端到止动片的距离，并记录为 WL。还可在根管内插入按估计 WL 标记的诊断丝（X 线阻射的金属根管器械或牙胶尖）拍摄 X 线片，通过测量诊断丝尖端到患牙根尖顶端的距离（d）来确定根管的 WL：如果距离（d）≤0.5 mm，又无根管的 X 线片即诊断丝尖端达根尖狭窄部，则该估计 WL 就是确定的 WL；如诊断丝尖端未达根尖狭窄部，则确定的 WL＝估计 WL＋d－1.0 mm；如诊断丝超出根尖孔，则确定的 WL＝估计 WL－d－1.0 mm；如 X 线片显示患牙根尖硬组织有明显吸收，则 WL＝估计 WL－（0.5~1.0）mm。根尖定位仪测定法和根管内插诊断丝拍 X 线片均可定为常规步骤，以确保后续各步顺利进行。在一些特殊情况下，可用手感法补充其他方法的不足，有经验的医师在器械无阻力进入根管的条件下，凭手指的感觉可判定器械达根尖狭窄区，器械再进一步深入则出现突破感，若手感法测得的长度与估计 WL 的数值相符，则取该数值为 WL，如两者差异>1.5 mm，则需拍摄 X 线片。手感法往往是不准确的，不能作为常规步骤。

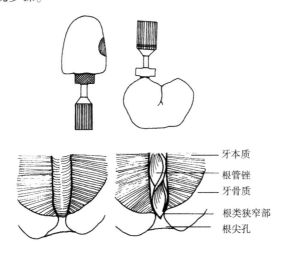

牙本质
根管锉
牙骨质
根类狭窄部
根尖孔

图 3-15 测量工作长度的起止点

（2）步退法根管预备（图3-16）。

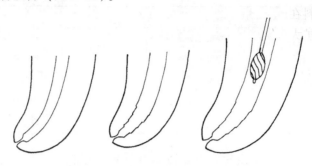

图3-16　步退法根管预备的操作步骤

1）形成根尖挡。①根据根管粗细选择第一支根管锉或称初锉（IAF）或扩大器的型号，即能从根管口顺利插至根尖狭窄部而又不能穿透根尖孔的最大型号的根管器械（如：10号或15号）。②向根管内滴入冲洗液（如5.25%次氯酸钠），将IAF插入根管，遇有阻力时，往返小于90°旋转推进，到器械上的WL标记为止，顺时针方向沿根管壁周缘扩锉以除去根管内淤积的腐物和平整根管壁，然后将器械贴紧一侧管壁向外拉（此即为扩锉的过程），沿管壁四周不断变换位置，重复上述动作。当感觉器械在根管内较松弛后，即根管锉或扩大器进出无阻力时，按顺序换大一号根管锉，按上述动作要领继续扩锉，每次均要求到达WL，即止于根尖狭窄部，直至较IAF的型号大3个型号为止，形成宽于根尖狭窄直径的底托状根尖挡。最后那支全WL预备的锉被定为主锉（MAF），根管充填时的主牙胶的型号即按MAF的大小来选定。③扩大过程中，每换一种型号器械，都必须用前一号锉或IAF进行全工作长度的回锉，并用大量冲洗液冲洗根管，以去除扩锉下来的牙本质碎屑，疏通根管，避免形成牙本质泥堵塞或穿出根尖。例如用15号锉为IAF，根管预备时则应依次按15→20→15→25→20/15→30→25/15号全WL预备，每换一号锉均作冲洗，30号锉为MAF，主牙胶尖也应选择30号。冲洗时，冲洗针头应尽量插入根管深部，但不要卡紧，以提插动作轻柔推入冲洗液，同时让出液体反流的空间。冲洗液可用2.5%氯亚明，若用次氯酸钠溶液则必须用橡皮障防护。也可用超声波仪清洗根管。

2）步退预备，MAF预备完成后，每加大一个型号时，WL减少1mm，以形成根管根尖部的较大锥度。按这一方法再扩锉3~4个型号，即步退3~4mm。每增加一号扩锉后，仍用MAF全WL回锉，以保持根管通畅和使根管壁光滑。

3）根管冠部的预备。用较根管管径小的扩孔钻开敞根管冠部，只适用于弯曲根管的冠方直线部分的预备。较常使用2~4号GG钻，以慢速轻巧的提拉方式将根管口和根管的冠2/3敞开呈漏斗状。先用2号GG钻插入根管，深度不超过2/3 WL；再用3号GG钻少进入2~3 mm，最后用4号GG钻仅作根管口的成形。

（3）弯曲根管的预备：根据X线片所示牙根的弯曲程度对所选不锈钢IAF进行预弯并将止动片上的标识调整到弯曲内侧位置以指示根管弯曲的方向。根管冠部要作充分的预展，可采用逐步深入的方法，尽量将弯曲拐点冠方的根管预备成直线通路；弯曲下段的扩锉的手法推荐使用反弯锉动法，即根管内的器械向弯曲的相反方向贴壁施力提拉锉动，最好不要旋转器械切割根管壁，避免造成根尖拉开和形成肘部（图3-17）。根尖拉开指在预备弯曲根管时，根管锉在根尖处旋转操作，根管根尖1/3处的弯曲被拉直，根尖孔变成泪滴状或椭圆形，造成根尖部根管偏移或根管壁穿孔；肘部是指在根尖拉开的冠方人为造成的根管最窄处，根充时充填材料在此终止，导致根尖部拉开区形成空腔。用不锈钢锉预备超过 25°的弯曲根管，根尖部只扩大到 25 号即可（即 MAF 为 25 号）。

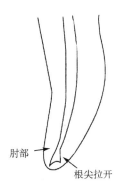

肘部

根尖拉开

图 3-17 根管预备缺陷：根尖拉开和肘部

（4）旋转机用镍钛器械预备根管。旋转机用镍钛器械由于其高柔韧性、高切割效率和良好的生物相容性被越来越多的临床医师所接受。它被设计为从 ISO 标准锥度 0.02~0.12 的大锥度，其操作方法是冠下法根管预备技术的最佳体现：由大锥度锉针先行，在顺序减小锥度的过程中使锉针逐步深入根管，直至到达根尖狭窄部。如：先用 30 号 0.06 锥度锉针进入根管，操作长度为 WL5mm，预备根管冠 1/2 部分；再用 30 号 0.04 锥度锉针预备根管中下部，操作长度为 WL2 mm；最后用 30 号 0.02 锥度锉针预备根管根尖部，操作长度为全 WL。目前常见的旋转机用镍钛锉有以下系列：Protaper、HERO、K3 等。术者使用时应按照各系列生产厂家的使用说明进行操作。

旋转机用镍钛器械操作要领如下。①必须先用手用器械通畅根管，至少要预备到 15 号锉。②限定马达的扭矩，保持恒定的低速旋转（300~600 rpm）。③切勿根尖向用力施压，保持外拉手力。④遇阻力停转不要松脚闸，反转取出锉针，勿硬性拔出。⑤勿在同一根管深度停留时间过长或反复操作。⑥以手用器械探查、回锉根管，建立根尖挡。⑦频繁、大量冲洗根管。⑧锉针使用前、后必须仔细检查，一旦发现可疑损伤，应立即丢弃、更换；用后应清洁、高温高压消毒，勿超限次使用。

（三）根管消毒

在对活髓牙进行根管治疗时，一般不需要作根管封药，提倡根管预备和根管充填一次完成。

由于大多数感染根管的管壁牙本质小管深处已有细菌侵入，单纯的根管预备有时难以达到彻底清创的效果，因此有必要在根管中封入有效的抑菌药物，以进一步减少主根管和牙本质小管内的细菌数量。临床上，当根管预备质量较高时，也可对感染根管即刻进行充填，但是，在有严重的肿痛症状或活动性渗出时，应经过根管封药减轻症状后再行根管充填。

根管封药所用药物必须具备确定的抑菌或杀菌效果。否则，在封药期间，根管预备后留存在根管内的残余细菌可大量增殖，再加之洞口暂封材料微渗漏所造成的口腔细菌再度感染根管，使根管内的细菌数量甚至可超过封药前的水平。目前更提倡使用杀菌力强的糊剂，如氢氧化钙糊剂、抗生素和皮质类固醇为主要成分的糊剂、碘仿糊剂等。根管封药一般为7~14天。

（四）根管充填

根管充填是根管治疗的最后一步，也是直接关系到根管治疗成功与否的关键步骤。其最终目标是以生物相容性良好的材料严密充填根管，消除无效腔，封闭根尖孔，为防止根尖周病变的发生和促使根尖周病变的愈合创造一个有利的生物学环境。

严密充填根管的目的：一是防止细菌再度进入已完成预备的清洁根管；二是防止根管内的残余细菌穿过根尖孔进入根尖周组织；三是防止根尖周组织的组织液渗入根管内未充填严密的空隙。渗入根管内的组织液可作为根管少量残余细菌的良好培养基，细菌由此获得营养后大量增殖，构成新的感染源，危害根尖周组织。

根管充填的时机：①患牙无自觉症状；②检查患牙无叩痛、肿胀等阳性体征；③根管内干净，管壁光滑，无渗出，无异味。

临床应用的根管充填方法有许多，目前采用较多的是冷侧压技术。近年新发展了各种热牙胶充填技术，如热牙胶垂直加压技术、热塑牙胶充填技术（Thermafil）等。

下面介绍冷侧压技术的操作步骤。

（1）用消毒的纸捻或棉捻擦干根管。

（2）按根管预备的情况，选择与 MAF 相同号数或小一号数的消毒侧压器，在 WL1 mm 的位置上用止动片标记，插入空根管时感觉较为宽松，侧压器与根管壁之间有一定的空间。

（3）选择一根与 MAF 相同号数的 ISO 标准锥度牙胶尖作为主尖，标记 WL，在根管内试主牙胶尖，插入主牙胶尖到达 WL 后有回拉阻力，即回抽主牙胶尖时有尖部被嘬住的感觉（图 3-18）。选择数根与侧压器相同号数或小一号数的牙胶尖作为辅尖。75%乙醇消毒备用。

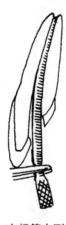

图 3-18　在根管内测量主牙胶尖

（4）在根管充填的器械上（光滑髓针、纸捻或根管螺旋充填器）标记 WL，将其蘸根管封闭剂或自调的半流动状态的氧化锌丁香油糊剂后插入根管，向根尖部顺时针快速旋转推进至 WL，然后轻贴一侧根管壁退出根管，在糊剂按上述动作要领重复 2~3 次。

（5）将主牙胶尖标记以后蘸糊剂插入根管至 WL。

（6）沿主牙胶尖一侧插入侧压器至标记的深度，并将主牙胶尖侧压向根管一侧，保持15 秒后左右捻转，同时离开主牙胶尖贴其对侧根管壁取出侧压器。

（7）在侧压器形成的间隙内插入一根蘸有少许糊剂的辅尖，再行侧压并插入辅尖，直至侧压器只能进入根管口 2~3 mm 不能继续插入辅尖为止。

（8）用烤热的充填器在根管口下方约 1 mm 处切断牙胶尖，再向根方垂直压实根管内的牙胶。

（9）窝洞封以暂封剂。

（10）拍摄 X 线片，检查根管充填的情况。

五、根管充填的标准判断

根管充填后，常规拍摄 X 线片判断根管充填的情况，有以下 3 种表现（图 3-19）。

1. 恰填

根管内充填物恰好严密填满根尖狭窄部以上的空间。X 线片见充填物距根尖端 0.5~2 mm，根尖部根管无任何 X 线透射影像。这是所有患牙根管充填应该达到的标准。

2. 超填

X 线片显示根管内充填物不仅致密充盈了上述应该填满的根管，而且超出了根尖孔，充填物进入根尖周膜间隙或根尖周病损区，即所谓的致密超填。一般来说，超填可以引起根管充填术后的并发症，严重者发生急性牙槽脓肿，而且延缓根尖周病变组织的愈合。超填的充填物不能再以非手术的方法由根管取出。但对于仅有少量糊剂的超填，临床是可以接受的。

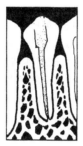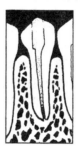

恰填　　　　　　　超填　　　　　　　差填

图 3-19　根管充填的标准判断

3. 差填或欠填

X 线片显示根管内充填物距根尖端 2 mm 以上，根尖部根管仍遗留有 X 线透射区。还有一种更糟糕的情况是超充差填，即根管内（尤其是根尖处）充填不致密，有气泡或缝隙，同时又有根充物超填进入根尖周组织。上述根管充填结果均不符合要求，应该取出充填物，重新作根管的预备和充填。

六、注意事项

1. 根管预备前

应检查根管治疗器械有无易折断的迹象，如工作刃螺纹松解或旋紧，90°角的弯痕，局部闪点、锈蚀等，如有则不能使用。注意器械的消毒。

2. 根管预备时

患者体位应根据牙位调整适宜。操作时应使用橡皮障隔离装置。无条件用橡皮障的初学者，在使用根管器械时必须拴安全丝，根管器械在根管内时，术者的手指切勿离开器械柄，以防器械脱出而误吞、误吸。

3. 较大的根尖周囊肿

拟做根尖手术的患牙，可于术前即刻行根管预备及根管充填；如囊液过多难以完善根管充填，可于手术过程中做根管充填。

七、术中或术后并发症

1. 根管锉或扩大器滑脱

每次使用根管器械时，术者首先要时刻提防其滑脱和误吞。当器械滑脱于口腔中时，术者不要慌张，将手指放入患者口中，务必不要让患者闭嘴，用镊子安全取出即可。如果滑脱在舌体人字缝前后，应立即使患者的头低垂，同时术者的工作手指绝不要离开患者的口腔，用示指轻压患者舌根以利于器械自行掉出口外。

2. 根管器械误吸、误吞

器械如掉入呼吸道，患者会感到憋气难忍，应立即送耳鼻喉科急诊，用气管镜取出异物。器械误入消化道时，患者无明显不适，应立即送放射科透视，以确定器械位于消化道内的部位，并住院密切观察。记录患者既往消化道疾病史，查大便隐血，同时大量进食多纤维蔬菜和滑润食物，如韭菜、芹菜、木耳、海带等，禁忌使用泻剂。每日透视 1 次，追踪器械在消化道的移动去向。如有大便应仔细查找，必须在大便中找到误吞的器械并请患者确认后为止。应用橡皮障隔离法可预防其发生。

3. 根管内器械断离

一旦发现器械折断，首先应拍摄 X 线片，确定断离器械停留的部位。如断离器械在根管内，未超出根尖孔，如能用较细的根管器械绕过断离器械，形成旁路，根管仍然通畅，可继续完成根管治疗，定期复查；如断离器械卡在根管内并堵塞住根管，可转诊到牙髓专科使用显微超声技术试行掏取；如断离器械位于弯曲根管的根尖部甚或超出根尖孔，很难取出，但若此时根管已经清创较为干净，则可继续于断离器械的冠方完成根管治疗，术后予以观察，必要时可考虑做根尖手术；如折断器械较长而根管又不通畅，根尖无病变者可做氢氧离子或碘离子导入后塑化治疗，定期观察；根尖有病变者可行倒充填术；磨牙个别根管手术如有困难，则可做截根术或半根切除术。

4. 髓腔或根管壁侧穿

穿孔部位于龈下时，可在显微镜下用 MTA（三氧矿物盐聚合物）修补穿孔。前牙也可在根管治疗完成后做翻瓣手术，选用 MTA、氧化锌丁香酚基质的材料（如 IRM、super EBA）、复合树脂或银汞合金等材料修补穿孔。后牙根分叉处穿孔时，如穿孔直径小于 2 mm 又不与龈袋相通，也可选用 MTA 修补，或由髓腔内放氢氧化钙制剂后用玻璃离子水门汀封闭穿孔；如穿孔过大，结合牙冠龋坏情况做截根术或半切除术。如在根管中、下部侧穿，则在急性炎症控制后做常规根管充填即可。

5. 根管充填后疼痛

结合病史和 X 线片所见，仔细分析引起疼痛的可能原因，进行不同处理。

（1）若根管充填后有较轻疼痛和叩痛，可不做处理，待其自行恢复。

（2）外伤冠折患牙、根尖完好而有疼痛者，可做理疗。

（3）感染根管或同时有根尖病变患牙根管充填完善或超填者，如出现疼痛，不必取出根管内充填物，可做理疗，同时服用消炎药和止痛药。

（4）个别的超填患牙有较长时间疼痛，上述各种处理后不见缓解者，可考虑作根尖搔刮术。

6. 根管清创充填

清创充填完善而远期疗效不良者，应追查全身疾病背景，检查𬌗关系。必要时考虑根尖手术；如预后不佳，手术有困难时则应拔除患牙。

八、术后组织反应和疗效判断

拔除活髓时，根髓多在根尖狭窄附近撕断，组织断面出血并有血凝块形成，开始有炎症反应，白细胞渗出并以吞噬活动清除撕裂面上的坏死组织。3~4天后，创面的渗出停止，来自周围组织的成纤维细胞和其他细胞移入血块，血块机化变成肉芽组织，再转化为纤维结缔组织，分化出成牙骨质细胞，在根面沉积牙骨质，最终封闭根尖孔。有时纤维组织也可变为瘢痕组织，称为瘢痕愈合。

慢性根尖周炎时，在根尖周形成炎性肉芽组织，但经过完善的根管治疗后，根管内感染已消除，病变区便可以恢复。先是炎症成分被吞噬细胞移去，肉芽组织逐渐纤维化。纤维成分逐渐增加，细胞和血管逐渐减少，并在近牙骨质面分化出造牙骨质细胞，在根面逐渐沉积牙骨质；在近骨面则分化出成骨细胞，在接近破坏的骨面形成骨质，逐渐将破坏区的骨质修复并形成硬骨板，此为理想的愈合。有时，增宽的牙周膜间隙中为瘢痕结缔组织，这也是根尖周病变愈合的一种方式。

慢性根尖周炎病变区的愈合需要数月至数年之久。年轻人修复能力强，可在数月中见到骨质新生。成年人则需要较长的时间，有时需要2~5年才能完全由骨质修复根尖病变的破坏区。

根管治疗后2年复查病例，如患牙无自觉症状，功能良好；临床检查正常，原窦道闭合，X线片见根尖周组织正常，原病变区消失或是根尖牙周膜间隙增宽，硬骨板白线清楚，均为治疗成功。如果要观察病损愈合的动态变化，可分别于术后3个月、6个月、1年、2年复查病例，观察上述各项指标。

（周俐敏）

第四章

牙龈病

第一节　慢性龈炎

慢性龈炎是菌斑性牙龈病中最常见的疾病，在1999年的分类法中，它属于"仅与牙菌斑有关的龈炎"。本病又称边缘性龈炎和单纯性龈炎，牙龈的炎症主要位于游离龈和龈乳头，是最常见的牙龈病。慢性龈炎的患病率高，涉及的人群广，世界各地区、各种族、各年龄段的人都可以发生，几乎每个人在其一生中的某个时间段都可发生不同程度和不同范围的慢性龈炎。该病的诊断和治疗并不复杂，但因其患病率高，治愈后仍可复发，且一部分慢性龈炎的患者可发展成为牙周炎，口腔医务工作者面临的治疗任务相当繁重，预防其发生和复发显得尤为重要。

一、流行病学

慢性龈炎是一种极为普遍的牙龈疾病，尤其是在儿童和青少年中患病率高。国内外调查资料显示，人群中慢性龈炎的患病率在60%~90%，儿童在3~5岁时就可能患龈炎，随着年龄增长，患病率和严重程度也逐步增加，到青春期时达高峰，17岁以后，患病率逐渐下降。我国相关资料显示，中、小学生龈炎的患病率为66.98%，其中15岁年龄组为80.46%。美国的一份调查资料显示，13~17岁年龄组的人群中，牙龈出血的比例高达63%，随着年龄增长，此比例逐渐下降；35~44岁年龄组达最低；而35岁以后，牙周炎的发病率及总体牙周病变的严重程度随年龄增长逐渐增高。在发达国家，随着人们口腔卫生保健措施的实施和口腔卫生习惯的改善，龈炎的患病率呈缓慢下降趋势。

二、病因

龈缘附近牙面上堆积的牙菌斑是慢性龈炎的始动因子，其他如牙石、食物嵌塞、不良修复体、牙错位拥挤、口呼吸等因素均可促进菌斑的积聚，引发或加重牙龈的炎症。

慢性龈炎时，龈缘附近一般有较多的菌斑堆积，菌斑中细菌的量也较牙周健康时多，种类也较复杂，此时菌斑中球菌的比例较健康时下降，而革兰阴性菌明显增多，产黑色素类杆菌、梭形杆菌和螺旋体比例增高，虽然仍低于深牙周袋中此类细菌的比例，但已明显高于牙周健康时菌斑中此类细菌的比例。

三、临床表现

患慢性龈炎时，牙龈的炎症一般局限于游离龈和龈乳头，严重时也可波及附着龈。牙龈的炎症一般以前牙区为主，尤其以下颌前牙区最为显著。临床上有一部分患者以牙龈组织的炎性肿胀为主要表现，同时伴有细胞和胶原纤维的增生，在过去曾被称为"增生性龈炎"。

1. 自觉症状

慢性龈炎的患者常在刷牙或咬硬物时牙龈出血，这也是患者就诊的主要原因。但慢性龈炎患者一般无自发性出血，这有助于与血液系统疾病及其他疾病引起的牙龈出血鉴别。有些患者可感到牙龈局部痒、胀、不适，有口臭等症状。近年来，随着社会交往的不断增加，口腔异味（口臭）也是患者就诊的重要原因和常见的主诉症状。

2. 牙龈色泽

正常牙龈呈粉红色。患慢性龈炎时，游离龈和龈乳头变为鲜红色或黯红色，这是由于牙龈结缔组织内血管增生、充血所致。炎性水肿明显的患者，牙龈表面光亮，尤以龈乳头处明显。病变较重时，炎症充血范围可波及附着龈。

3. 牙龈外形

正常牙龈的龈缘菲薄呈扇贝状紧贴于牙颈部，龈乳头充满牙间隙，附着龈有点彩，点彩的多少或明显与否因人而异。患慢性龈炎时，由于组织水肿、龈缘变厚，不再紧贴牙面，龈乳头变圆钝肥大，有时可呈球状增生，甚至可覆盖部分牙面。附着龈水肿时，点彩也可消失，表面光滑发亮。少数患者的牙龈炎症严重时，可出现龈缘糜烂或肉芽增生。

4. 牙龈质地

正常牙龈的质地致密而坚韧，尤其是附着龈处的上皮下方具有丰富的胶原纤维，使其牢固地附着于牙槽骨表面。患龈炎时，由于结缔组织水肿和胶原破坏，牙龈可变得松软脆弱，缺乏弹性。但当炎症较轻且局限于龈沟壁一侧时，牙龈表面仍可保持一定的致密度，点彩仍可存在。当牙龈以增生性反应为主时，龈乳头和龈缘呈坚韧的实质性肥大，质地较硬而有弹性。

5. 龈沟深度

健康的龈沟探诊深度一般不超过 2~3 mm。当牙龈有炎症时，由于组织水肿或增生，龈沟的探诊深度可达 3 mm 以上，此时结合上皮虽可有向根方或侧方的增殖，但上皮附着（龈沟底）的位置仍在釉牙骨质界处，临床上不能探到釉牙骨质界，也就是说，此时尚无附着丧失，也无牙槽骨吸收，形成的是假性牙周袋。是否有附着丧失是区别龈炎和牙周炎的关键指征。1999 年国际牙周病分类标准中提出，有些牙周炎患者经过彻底的治疗后，炎症消退、牙龈退缩、牙周支持组织的高度降低，此时若发生由菌斑引起的龈缘炎症，但不发生进一步的附着丧失，此种情况也可诊断为慢性龈炎，其治疗原则及转归与单纯的慢性龈炎一样。但应明确原发的龈炎应是指发生在没有附着丧失的牙龈组织的慢性炎症。

6. 龈沟探诊出血

健康的牙龈在刷牙或轻探龈沟时均不引起出血。患龈炎时，用钝头探针轻探龈沟即可引起出血，即探诊出血。在龈炎的早期或患牙的炎症主要局限于龈沟壁上皮一侧时，牙龈表面炎症不明显，但探诊后仍有出血，这对龈炎的早期诊断很有帮助。

7. 龈沟液量增多

健康牙龈有极少量的龈沟液，牙龈有炎症时，龈沟液量增多，其中的炎症细胞也明显增多，有些患者还可出现龈沟溢脓现象，这是由于龈袋内壁的化脓性炎症所致。龈沟液量的增多可作为评估牙龈炎症的一个客观指标。

四、诊断与鉴别诊断

1. 诊断

根据上述主要临床表现，龈缘附近牙面有明显的菌斑、牙石堆积以及存在其他菌斑滞留因素等，即可诊断。

2. 鉴别诊断

（1）与早期牙周炎鉴别：部分长期存在的龈炎可逐渐发展成为牙周炎，出现附着丧失和牙槽骨的吸收。牙周炎的治疗比龈炎复杂，疗程长，维护治疗要求高，若治疗不及时，将导致牙周支持组织的继续破坏。因此，对长时间较重的慢性龈炎患者，应仔细检查有无附着丧失和牙槽骨的吸收，必要时可拍摄 X 线片以确定诊断，并及早治疗。

（2）血液病引起的牙龈出血：白血病、血小板减少性紫癜、血友病、再生障碍性贫血等血液系统疾病，均可引起牙龈出血。故对以牙龈出血为主诉且有牙龈炎症的患者，应注意与上述血液系统疾病相鉴别。有关的血液学检查有助于排除上述疾病。

（3）坏死性溃疡性龈炎（NUG）：NUG 除了具有牙龈自发性出血的临床表现外，还有其特征性的损害——龈乳头和龈缘的坏死，且该病患者的疼痛症状也较明显，而慢性龈炎是没有自发痛的。

（4）人类免疫缺陷病毒（human immunodeficiency virus，HIV）相关性龈炎：HIV 相关性龈炎是 HIV 感染者较早出现的相关症状之一。临床可见，游离龈缘呈明显的火红色线状充血带，称为线形牙龈红斑（linear gingival erythema，LGE），附着龈可有点状红斑，患者自述有刷牙后出血或自发性出血。在去除局部刺激因素后，牙龈的充血仍不消退。目前认为 LGE 与白色念珠菌感染有关。艾滋病（acquired immunodeficiency syndrome，AIDS）患者的口腔内还可出现毛状白斑、卡波西肉瘤等，血清学检测有助于确诊。

（5）对于以牙龈增生为主要表现的慢性龈炎患者，尚需与以下疾病相鉴别。

1）药物性牙龈肥大。

2）牙龈纤维瘤病。

3）白血病引起的牙龈肥大。

4）浆细胞性龈炎：又名牙龈浆细胞增多症，本病比较少见，病因不明，有学者报道与局部接触过敏原有关。主要发生于牙龈，可累及附着龈，唇、舌侧牙龈均可受累，也有学者报道可发生于口角和舌。临床表现为多个牙或全口牙的牙龈鲜红、肿大，松软而脆弱，表面呈结节状或分叶状，上皮菲薄，呈半透明状，极易出血。可有牙齿松动、移位，一般不发生附着丧失。有时可合并不同程度的感染，有溢脓和口臭。病理变化主要特点是上皮不全角化，结缔组织内有密集浸润的形态正常的浆细胞呈片状集聚，也可表现为肉芽肿，即有大量血管和其他炎症细胞存在。根据典型的牙龈症状以及典型的病理变化，不难鉴别。手术切除是主要治疗方法，但较易复发。

五、治疗

1. 去除病因

慢性龈炎是最常见的牙龈病，其病因明确且无深层牙周组织的破坏，通过洁治术彻底清除菌斑、牙石，消除造成菌斑滞留和局部刺激牙龈的因素，1周左右牙龈的炎症即可消退，结缔组织中胶原纤维新生，牙龈的色、形、质可完全恢复正常。对于牙龈炎症较重的患者，可配合局部药物治疗，常用的药物有1%~3%过氧化氢溶液、0.12%~0.2%氯己定液以及碘制剂。对于不伴有全身疾病的慢性龈炎患者，不应全身使用抗菌药物。

2. 手术治疗

大多数慢性龈炎的患者，在去除病因后炎症消退，牙龈形态恢复正常；对于少数牙龈纤维增生明显、炎症消退后牙龈形态仍不能恢复正常的患者，可施行牙龈成形术，以恢复牙龈的生理外形。

3. 防止复发

慢性龈炎治疗并不难，疗效也较理想，重要的是要防止疾病的复发。积极开展椅旁口腔卫生宣教工作，指导并教会患者控制菌斑的方法，持之以恒地保持良好的口腔卫生环境，并定期（每6~12个月1次）进行复查和维护，才能保持疗效，防止复发。

六、预后及预防

1. 预后

慢性龈炎的病变局限于牙龈，无深部牙周组织的破坏，在去除局部刺激因素后，牙龈的炎症约在1周后消退，破坏了的胶原纤维可新生，牙龈的色、形、质及功能均能完全恢复正常，因此慢性龈炎是一种可复性病变，预后良好。但如果患者不能有效地控制菌斑和定期复查，导致菌斑再次大量堆积，龈炎是很容易复发的。

2. 预防

慢性龈炎的预防，最关键的是要坚持做好菌斑控制工作。口腔医务工作者有责任广泛开展口腔卫生宣教工作，推广正确的刷牙方法和正确使用牙线、牙签的方法，有效地预防龈炎。WHO曾提出牙周疾病的三级预防，对慢性龈炎的预防属于一级预防，提高对龈炎的预防效率，也有助于牙周炎的预防。

（余超群）

第二节　药物性牙龈肥大

药物性牙龈肥大是指长期服用某些药物而引起牙龈的纤维性增生和体积增大。

一、病因

与药物性龈肥大有关的三类常用药物是：①抗癫痫药物，如苯妥英钠；②免疫抑制剂，如环孢素；③钙通道阻滞剂，如硝苯地平、维拉帕米等。

（1）癫痫患者长期服用苯妥英钠，使原来已有炎症的牙龈组织发生纤维性增生。但药物引起牙龈增生的真正机制目前尚不十分清楚。有研究表明服药者中仅有40%~50%发生牙龈增生，且年轻人多于老年人。一般认为牙龈增生的程度与性别、服药剂量、持续用药时间、血清和唾液中苯妥英钠的浓度均无关系，但也有报道认为牙龈增生程度与服药剂量有关。口服苯妥英钠可促进非癫痫患者的牙龈创口愈合。体外研究表明，苯妥英钠可刺激成纤维细胞的有丝分裂，使蛋白合成增加，合成胶原的能力增强，同时细胞分泌的胶原溶解酶丧失活性，致使胶原的合成大于降解，结缔组织增生肿大。另有研究指出，药物性牙龈增生患者的成纤维细胞对苯妥英钠的敏感性增强，易产生增殖性变化，这可能是本病的基因背景，但关于此病的遗传因素问题尚无定论，有待于进一步的研究。

（2）环孢素为免疫抑制剂，常用于器官移植或某些自身免疫性疾病患者。据报道，服用此药者有 30%~50% 发生牙龈纤维性增生。

（3）钙通道阻滞剂如硝苯地平、维拉帕米等，也可引起药物性牙龈增生。硝苯地平为钙通道阻滞剂，对高血压、冠心病患者具有扩张周围血管和冠状动脉的作用。钙通道阻滞剂是常用的降压药，近年来，随着我国高血压患病率的增高，服该类药物的患者增多，临床上钙通道阻滞剂诱导的牙龈增生已居药物性牙龈增生的首位。钙通道阻滞剂和免疫抑制剂两药联合应用会增加牙龈增生的发生率和严重程度。这两种药引起牙龈增生的原因尚不十分清楚，有学者报道两种药物以不同的方式降低了胶原酶活性或影响了胶原酶的合成，也有人认为牙龈成纤维细胞可能是钙通道阻滞剂的靶细胞，硝苯地平可改变其细胞膜上的钙离子流动而影响细胞的功能，使胶原的合成大于分解，从而使胶原聚集而引起牙龈增生。

菌斑引起的牙龈炎症可能促进药物性牙龈增生的发生。长期服用上述药物，可使原来已有炎症的牙龈发生纤维性增生。有研究表明牙龈增生的程度与原有的炎症程度和口腔卫生状况有明显关系。人类和动物实验也证实，若无明显的刺激物及牙龈的炎症，药物性牙龈增生可以减轻或避免。但也有学者报道增生可发生于无局部刺激物的牙龈。可以认为，局部刺激因素虽不是药物性牙龈增生的原发因素，但菌斑、牙石、食物嵌塞等引起的牙龈炎症能加速和加重药物性牙龈增生的发展。有学者认为炎症介质可能激活牙龈成纤维细胞对血液中上述药物的反应性增生。

二、病理

苯妥英钠引起的牙龈增生，其病理特点为上皮棘层显著增厚，钉突伸长达到结缔组织深部。结缔组织中有致密的胶原纤维束、大量成纤维细胞和新生的血管，间有多量无定形的基质，炎症细胞很少，常局限于龈沟附近。若继发炎症后，就可有炎症细胞浸润于结缔组织中。环孢素和硝苯地平所引起的牙龈增生其组织学和临床表现均与苯妥英钠所致的牙龈增生相似，但环孢素引起的增生组织中血管和慢性炎症细胞的成分较多。

三、临床表现

苯妥英钠所致的牙龈增生一般开始于服药后的 1~6 个月内，增生起始于唇颊侧或舌腭侧龈乳头，呈小球状突起于牙龈表面。继之，增生的龈乳头继续增大而互相靠近或相连并向龈缘扩展，盖住部分牙面，严重时波及附着龈，使牙龈的外观发生明显的变化。龈乳头可呈球状、结节状，增生的牙龈表面可呈桑葚状或呈分叶状，增生的牙龈基底与正常牙龈之间可有明显的沟状界线。牙龈增生严重者，甚至可覆盖大部或全部牙冠，严重妨碍进食，也影响美观和口腔卫生。增生的牙龈还可将牙齿挤压移位，这种情况多见于上颌前牙。药物性牙龈增生的牙龈组织一般呈淡粉红色，质地坚韧，略有弹性，一般不易出血。多数患者无自觉症状，无疼痛。由于牙龈增生肿大，使龈沟加深，形成假性牙周袋，加之牙龈失去正常生理外形，使菌斑易于堆积。因此，多数患者合并有程度不同的牙龈炎症，此时的牙龈可呈深红色或紫红色，质地较松软，牙龈边缘部分易于出血。

药物性牙龈增生常发生于全口牙龈，但以上、下颌前牙区为重。它只发生于有牙区，拔牙后，增生的牙龈组织可自行消退。

四、诊断与鉴别诊断

1. 诊断

根据牙龈实质性增生的特点以及长期服用上述药物的病史，诊断本病并不困难，但应仔细询问全身病史。

2. 鉴别诊断

（1）遗传性牙龈纤维瘤病：此病无长期服药史，但可有家族史，牙龈增生范围广泛、程度重。

（2）以牙龈增生为主要表现的慢性龈炎：一般炎症较明显，好发于前牙的唇侧和龈乳头，增生程度较轻，覆盖牙冠一般不超过1/3，有明显的局部刺激因素，无长期服药史。

五、治疗

（1）去除局部刺激因素。通过洁治、刮治以清除菌斑、牙石，并消除其他一切导致菌斑滞留的因素。一些症状较轻的病例甚至牙龈肥大很明显的病例，经上述处理后，牙龈肥大状况可明显好转甚至消退。

（2）以往认为，停止使用或更换引起牙龈肥大的药物是对药物性牙龈增生的最根本的治疗，但是许多临床资料显示患者不停药，经认真细致的牙周基础治疗可获得牙龈肥大消失的效果。对牙周治疗后牙龈肥大状况改善不明显的患者应考虑停止使用钙通道阻滞剂，与相关的专科医师协商更换使用其他药物或与其他药物交替使用，以减轻副作用。

（3）局部药物治疗。对于牙龈有明显炎症的患者，可用3%过氧化氢液冲洗龈袋，并在袋内置入抗菌消炎的药物，待炎症减轻后再作进一步的治疗。

（4）手术治疗。对于牙龈增生明显的患者，虽经上述治疗，增生的牙龈仍不能完全消退者，可采用牙龈切除并成形的手术治疗。手术应选择在全身病情稳定时进行。术后忽略口腔卫生或不更换药物，复发难以避免。

（5）指导患者严格控制菌斑，以减轻服药期间的牙龈增生程度，减少和避免术后的复发。

六、预防

对于需长期服用苯妥英钠、环孢素和钙通道阻滞剂等药物者，应在开始用药前先进行口腔检查，消除一切可能引起牙龈炎症的刺激因素，并教会患者控制菌斑、保持口腔卫生的方法。积极治疗原有的龈炎或牙周炎，能减少本病的发生。

（朱 汾）

第三节　急性坏死性溃疡性龈炎

急性坏死性溃疡性龈炎（acute necrotizing ulcerative gingivitis，ANUG）是指发生于龈缘和龈乳头的急性炎症和坏死。此病由 Vincent 于 1898 年首次报道，故又称为 Vincent 龈炎。因在本病患者的患处发现大量的梭形杆菌和螺旋体，故本病又被称为"梭杆菌螺旋体性龈炎"。第一次世界大战期间，在前线的战士中流行此病，故又名"战壕口"。目前，在经济发达的国家中，此病已很鲜见，在我国也已逐渐减少。

一、病因

1. 微生物的作用

19 世纪末，Plaut 和 Vincent 就提出本病是由梭形杆菌和螺旋体引起的特殊感染。此后的大量研究对于该两种菌是否为 ANUG 的致病菌未有统一的结论。不少学者报道在 ANUG 病损处总能找到该两种菌。20 世纪 80 年代以后，发现中间普氏菌也是 NUG 的优势菌。患者的抗螺旋体和抗中间普氏菌的特异抗体 IgG 和 IgM 也增高。患者服用甲硝唑等抗厌氧菌药物能显著减少螺旋体、梭形杆菌和中间普氏菌的数量，临床症状也消失。以上这些研究均支持这些细菌为主要致病菌。然而，这些微生物也广泛存在于慢性龈炎和牙周炎患者的菌斑中，一般情况下并不发生 NUG。在健康人和动物口中接种上述微生物也不会形成本病。目前较普遍的看法是：NUG 是一种由多种微生物引起的机会性感染，宿主机体和局部组织抵抗力降低时才能使这些微生物的毒力造成 NUG 病损。

2. 慢性龈炎和牙周炎

已存在的慢性龈炎或牙周炎是本病发生的重要条件。深牙周袋内或冠周炎的牙龈适合螺旋体和厌氧菌的繁殖，当存在某些局部组织的创伤或全身因素时，细菌大量繁殖，并侵入牙龈组织，发生 NUG。

3. 吸烟

绝大多数 ANUG 的患者有大量吸烟史。吸烟可能使牙龈小血管收缩，影响牙龈局部的血流。据报道，吸烟者白细胞的趋化功能和吞噬功能均有减弱，IgG_2 水平低于非吸烟者，唾液中 IgA 水平也有下降。还有报道吸烟的牙周炎患者其龈沟液中的 TNF-α 和 PGE_2 水平均高于非吸烟的患者。这些因素都会加重牙龈的病变。

4. 心身因素

心身因素也与本病的发生密切相关。患者常诉说有精神紧张、睡眠不足、过度疲劳、工作繁忙等情况，甚至有的曾受到精神刺激。在上述各种因素的影响下，通过增强肾上腺皮质激素的分泌和自主神经系统的影响而改变了牙龈的血液循环，使免疫力下降等，局部组织抵抗力降低而引发本病。精神压力又可能使患者疏忽口腔卫生、吸烟增多等。

5. 使机体免疫功能降低的某些因素

如营养不良的儿童，特别是维生素 C 缺乏，某些全身性消耗性疾病（如恶性肿瘤、急性传染病、血液病、严重的消化功能紊乱等）易诱发本病。AIDS 患者也常有类似本病的损害，须引起高度重视。

二、病理

NUG 的组织病理学表现为牙龈的非特异性急性坏死性炎症，病变由表及里可分为以下三区。

1. 坏死区

上皮坏死，表层由纤维素、坏死的白细胞和上皮细胞、细菌等构成的假膜，在坏死区与生活组织之间可见大量梭形杆菌和螺旋体。附近的上皮有水肿、变性，细胞间有中性多形核白细胞（PMN）浸润。

2. 增生区

坏死区下方的结缔组织中有大量血管增生并扩张充血，多形核白细胞密集浸润。此区在临床上表现为坏死区下方的鲜红带状区。

3. 慢性炎症浸润区

更下方的结缔组织内有慢性炎症细胞浸润，主要为浆细胞和单核细胞，表明本病是在原有的慢性龈炎的基础上发生的。此区可有螺旋体侵入结缔组织深达 0.25 mm 处，主要为大型和中型螺旋体。

三、临床表现

1. 好发人群

NUG 常发生于青壮年，以男性吸烟者多见。在不发达国家或贫困地区也可发生于极度营养不良或患麻疹、黑热病等急性传染病的儿童。

2. 病程

本病起病急，病程较短，常为数天至 1~2 周。

3. 特征性损害

以龈乳头和龈缘的坏死为其特征性损害，尤以下颌前牙多见。初起时龈乳头充血水肿，在个别龈乳头的顶端发生坏死性溃疡，上覆有灰白色污秽的坏死物，去除坏死物后可见龈乳头的颊、舌侧尚存，而中央凹下如火山口状。

早期轻型患者应仔细检查龈乳头的中央，以免漏诊。病变迅速沿牙龈边缘向邻牙扩展，使龈缘如虫蚀状，坏死区出现灰褐色假膜，易于擦去，去除坏死组织后，其下为出血创面。龈乳头被破坏后与龈缘成一直线，如刀切状。病损一般不波及附着龈。

4. 患处牙龈极易出血

患者常诉晨起时枕头上有血迹，口中有血腥味，甚至有自发性出血。

5. 疼痛明显

患者常诉有明显疼痛感，或有牙齿撑开感或胀痛感。

6. 腐败性口臭

由于组织的坏死，患者常有特殊的腐败性恶臭。

7. 全身症状

轻症 NUG 患者一般无明显的全身症状，重症患者可有低热、疲乏等全身症状，部分患者下颌下淋巴结可肿大，有压痛。

急性期如未能及时治疗且患者抵抗力低下，坏死还可波及与牙龈病损相对应的唇、颊侧黏膜，而成为坏死性龈口炎。在机体抵抗力极度低下者还可合并感染产气荚膜杆菌，使面颊部组织迅速坏死，甚至穿孔，称为"走马牙疳"。此时患者有全身中毒症状甚至导致死亡。目前，走马牙疳在我国已经基本绝迹。

NUG 若在急性期治疗不彻底或反复发作可转为慢性坏死性龈炎。其主要临床表现为龈乳头严重破坏甚至消失，乳头处的龈高度低于龈缘高度，呈反波浪状，龈乳头处颊舌侧牙龈分离，甚至可从牙面翻开，其下的牙面上有牙石和软垢，牙龈一般无坏死物。

NUG 患者若不及时治疗，或在某些免疫缺陷的患者，病损可延及深层牙周组织，引起牙槽骨吸收、牙周袋形成和牙齿松动，称为坏死性溃疡性牙周炎（necrotizing ulcerative periodontitis，NUP）。关于 NUG 和 NUP 究竟是同一疾病的两个阶段，抑或为两个独立的疾病，目前尚无明确结论，有待进一步研究。1999 年的新分类法中将两者合并为"坏死性牙周病"。在临床上，NUP 远少于 ANUG。

四、诊断与鉴别诊断

1. 诊断

根据上述临床表现，包括起病急、牙龈疼痛、自发性出血、有腐败性口臭以及龈乳头和龈缘的坏死等特征，ANUG 的诊断并不困难。病变区的细菌学涂片检查可见大量梭形杆菌和螺旋体与坏死组织及其他细菌混杂，这有助于本病的诊断。慢性期的诊断主要根据反复发作的牙龈坏死、疼痛和出血、龈乳头消失、口臭等，细菌涂片检查无特殊细菌。

2. 鉴别诊断

（1）慢性龈炎：该病病程长，为慢性过程，无自发痛。虽可有龈乳头和龈缘的红肿，探之易出血和轻度口臭等，但一般无自发性出血，牙龈无坏死，无特殊的腐败性口臭。

（2）疱疹性龈（口）炎：为单纯疱疹病毒感染所致，好发于 6 岁以下儿童。起病急，开始有 1~2 天发热的前驱期。牙龈充血水肿波及全部牙龈而不局限于龈缘和龈乳头。典型的病变表现为牙龈和口腔黏膜发生成簇状小水疱，溃破后形成多个小溃疡或溃疡互相融合。假膜不易擦去，无组织坏死，无腐败性口臭。病损可波及唇和口周皮肤。

（3）急性白血病：该病的牙龈组织中有大量不成熟的血细胞浸润，使牙龈有较大范围的明显肿胀、疼痛，并伴有坏死。有自发性出血和口臭，全身有贫血和衰竭表现。血象检查白细胞计数明显升高并有幼稚血细胞，这是该病诊断的重要依据。当梭形杆菌和螺旋体大量繁殖时，可在白血病的基础上伴发 NUG。

（4）AIDS 患者由于细胞免疫和体液免疫功能低下，常有各种细菌引起的机会性感染，可合并 NUG 和 NUP，后者也大多见于 AIDS 患者。

五、治疗

1. 去除局部坏死组织

急性期应首先轻轻去除龈乳头及龈缘的坏死组织，并初步去除大块的龈上牙石。

2. 局部使用氧化剂

3%过氧化氢溶液局部擦拭、冲洗和反复含漱，有助于去除残余的坏死组织。当过氧化氢遇到组织和坏死物中的过氧化氢酶时，能释放出大量的新生态氧，能杀灭或抑制厌氧菌。必要时，在清洁后的局部可涂布或贴敷抗厌氧菌的制剂。

3. 全身药物治疗

全身给予维生素 C、蛋白质等支持疗法。重症患者可口服甲硝唑或替硝唑等抗厌氧菌药物 2~3 天，有助于疾病的控制。

4. 及时进行口腔卫生指导

立即更换牙刷，保持口腔清洁，指导患者建立良好的口腔卫生习惯，以防复发。

5. 全身治疗

对全身性因素进行矫正和治疗。

6. 急性期过后的治疗

急性期过后，对原已存在的慢性龈炎或牙周炎应及时治疗，通过洁治和刮治术去除菌斑、牙石等一切局部刺激因素，对外形异常的牙龈组织，可通过牙龈成形术等进行矫正，以利于局部菌斑控制和防止复发。

（王慧娟）

第四节　急性龈乳头炎

急性龈乳头炎是指病损局限于个别龈乳头的急性非特异性炎症，是一种较为常见的牙龈急性病损。

一、病因

龈乳头受到机械或化学的刺激，是引起急性龈乳头炎的直接原因。

（1）食物嵌塞造成龈乳头的压迫及食物发酵产物的刺激可引起龈乳头的急性炎症。

（2）不适当地使用牙签或其他器具剔牙，过硬、过锐的食物的刺伤，邻面龋尖锐边缘的刺激也可引起急性龈乳头炎。

（3）充填体的悬突、不良修复体的边缘、义齿的卡环尖以及不良的松牙固定等均可刺激龈乳头，造成龈乳头的急性炎症。

二、临床表现

龈乳头发红肿胀，探触和吸吮时易出血，有自发性的胀痛和明显的探触痛。女性患者常因在月经期而疼痛加重。有时疼痛可表现为明显的自发痛和中等程度的冷热刺激痛，易与牙髓炎混淆。检查可见龈乳头鲜红肿胀，探触痛明显，易出血，有时局部可查到刺激物，牙可有轻度叩痛，这是因为龈乳头下方的牙周膜也有炎症和水肿。

三、治疗

1. 去除局部刺激因素

经仔细检查，常可发现有明显的局部刺激因素存在，应首先去除，如嵌塞的食物、充填体的悬突、鱼刺、折断的牙签等。

2. 消除急性炎症

去除邻面的菌斑、牙石，以消除或缓解龈乳头的急性炎症。

3. 局部使用抗菌消炎药物

如3%的过氧化氢液冲洗等。

4. 彻底去除病因

待龈乳头的急性炎症消退后，应彻底去除病因，如消除食物嵌塞的原因，治疗邻面龋和修改不良修复体等。

四、预防

消除可能引起急性龈乳头炎的各种潜在因素，如矫正食物嵌塞、及时治疗邻面龋等。作为口腔科医师，在进行口腔治疗时，应注意防止对龈乳头的刺激，以防发生急性龈乳头炎。

（张　辉）

第五章

根尖周病

第一节　根尖周组织疾病的病因学

根尖周病主要继牙髓病而来，所以凡能引起牙髓病的因素都能直接或间接地引起根尖周病。

一、感染

来自坏死牙髓和根管中的细菌感染物质是根尖周病的主要致病因素。在有细菌存在的环境里，暴露的牙髓受到细菌感染而产生炎症进而坏死，导致根尖区的炎症病变。造成牙髓感染的细菌主要是一些厌氧菌，如普氏球菌、卟啉单胞菌、真细菌和消化链球菌。而有些卟啉单胞菌只能从感染的牙髓中分离到。在坏死牙髓中，丙酸菌、真细菌和梭状杆菌是优势菌。而双歧杆菌、乳杆菌、放线菌和韦荣菌也能分离出来，但所占比例较小。

感染根管中大多是多细菌混合感染，最多时从一个根管中可以分离出 20 种不同的细菌，这些细菌 60% 以上是专性厌氧菌，其中的优势菌包括消化链球菌、普氏菌、真细菌和梭状杆菌。关于感染根管内细菌的种类，20 世纪 50 年代前，由于未采用厌氧菌培养技术，只能从根管中分离出需氧菌和少数兼性厌氧菌，当时发现多数细菌是链球菌。20 世纪 60 年代以后，采用严格的厌氧培养技术，发现根管内有大量的厌氧菌。许多研究表明厌氧菌所占比例相当高，占根管内细菌的 70% 以上。有人从 18 例感染根管中共分离出 88 种细菌，其中 83 种为专性厌氧菌。在密封的根管中，专性厌氧菌占优势，在开放的根管中，则有较多的兼性厌氧菌和一些需氧菌。越靠近根尖取样培养，专性厌氧菌所占比例越大。专性厌氧菌中，产黑色素普雷沃菌和牙髓卟啉单胞菌对导致根尖周病起重要作用。有专性厌氧菌的细菌群比兼性厌氧菌细菌群引起更重的炎症。有研究发现，从急性根尖周炎的根管中分离出牙髓卟啉单胞菌，而顽固性慢性根尖周炎和再治疗的根管中常分离出粪肠球菌和放线菌。

定量分析的结果显示感染根管含细菌量为 10^8 个/克。在感染根管中有人认为不存在螺旋体，也有人观察到有螺旋体，但其数量低于 10%，目前尚未发现病毒。感染不但存在于主根管中，还存在于侧支根管和牙本质小管中，其深入牙本质小管的深度为 0.2~0.5 mm。离根管口越近的地方，细菌入侵牙本质小管的深度也越深，而近根尖处则牙本质小管内的感染较表浅。

感染根管中的专性厌氧菌多为革兰阴性菌，其产物内毒素为脂多糖（LPS），是致病的主要物质。内毒素为非特异性弱抗原，不易被抗体中和，能激活补体系统，对中性粒细胞产生趋化作用。并能使肥大细胞分解和释放肝素和组胺，组胺使血管通透性增高，而且在内毒素和组胺同时存在时，明显抑制蛋白质的合成。内毒素能刺激巨噬细胞释放白细胞介素，还能激活 Hageman 因子，形成缓激肽，缓激肽是作用很强的疼痛介质，有疼痛症状时，根尖区内毒素的含量较高。

产黑色素普雷沃菌是根管中常见的病原菌，为革兰阴性菌，有荚膜和纤毛，有较强的抗吞噬作用和附着能力。骨和结缔组织的细胞间质为基质和胶原两种成分组成，产黑色素普雷沃菌能产生透明质酸酶和胶原酶，能同时破坏这两种成分，具有较强的破坏力。产黑色素普雷沃菌能合成磷酸酯酶，参与前列腺素介导的骨吸收过程。它不但具有很强的致病力，对机体的防御系统还有很强的抵抗力。但是单独的产黑色素普雷沃菌不能引起化脓性感染，在其他细菌的协同作用下才引起弥散的化脓性感染。

感染根管中常见的革兰阳性细菌有链球菌、丙酸菌和放线菌，其细胞壁成分包括肽葡聚糖（黏肽）和脂磷壁酸，能激活补体，并能刺激巨噬细胞和淋巴细胞。淋巴细胞释放淋巴毒素，如破骨细胞激活因子、成纤维细胞激活因子和前列腺素，与炎症和骨质破坏有关（图 5-1）。

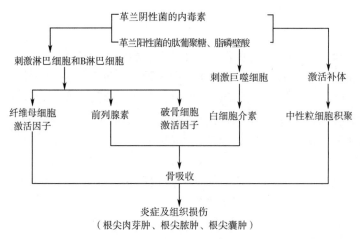

图 5-1 细菌成分致病机制

二、创伤

创伤常是急性根尖周炎的诱发因素。例如在慢性根尖周炎的基础上，患牙在受到碰撞、猛击的暴力时，可引起急性根尖周炎。创伤造成牙髓坏死或炎症时，如夹杂感染，即引起根尖周炎。此外，在进行牙髓治疗时，若操作不当，如清理和成形根管时将根管内容物推出根尖孔，或根管器械超预备穿出根尖孔，或在根管充填时充填物超出根尖孔，均能引起根尖周炎。上述不当的操作不但可对根尖周组织造成机械刺激和损伤，同时还可能将感染带到根尖周区。

三、化学刺激

在治疗牙髓病和根尖周病时，若使用药物不当，将造成化学性刺激，引起根尖周炎。在行牙髓失活时，封砷剂时间过长，药物继续作用达根尖周组织，引起炎症和坏死。在行牙髓塑化治疗时，将塑化剂导入根尖周区，或选择适应证不当，对根尖孔粗大的患牙作塑化治疗，使塑化剂由粗大的根尖孔流失到根尖周区，塑化剂刺激根尖周组织引起炎症。根管治疗时，使用强刺激的消毒剂封入根管，并使其作用穿过根尖孔，例如用蘸有甲醛甲酚合剂的饱和棉捻充满在根管内的封药法，便会有药液穿出根尖孔，激发根尖周炎。

根管治疗操作不当时，往往造成多因素的刺激，如机械预备根管使根尖孔被扩大，器械损伤根尖周组织，并可将感染带出根尖孔，这时若再于根管内封入强烈消毒剂，就使根尖周组织承受感染、化学刺激和机械刺激，这种复杂的刺激因素造成的炎症较难治愈。

四、免疫学因素

根尖部被牙槽骨包围，虽然血运丰富，但因有这一道硬组织屏障，可使根尖周组织成为抗原长期停留的区域。由于咀嚼压力的影响，使少量抗原进入淋巴或血循环中，激发抗体的形成及局部淋巴结产生淋巴细胞，同时也使根尖周组织致敏，逐渐产生病变。微生物及其成分作为抗原与机体之间的相互作用即构成免疫学反应，根尖周组织的炎症反应基本体现了免疫学现象。

除微生物及其产生的毒素可以作为抗原外，在牙髓治疗中一些常用的低分子化学药物，如酚类、醛类等，可以成为半抗原，这些药物在体内与组织内的蛋白质结合成为全抗原，激发引起变态反应，产生过敏性炎症。此外根管充填用的氧化锌、预备根管用的 EDTA 和过氧化氢，局部麻醉剂及抗生素（特别是青霉素）都有可能引起变态反应。

（王明开）

第二节　急性根尖周炎

一、病理变化

急性根尖周炎（acute apical periodontitis，AAP）的初期，表现为浆液性炎症变化，即牙周膜充血，血管扩张，血浆渗出形成水肿。这时根尖部的牙槽骨和牙骨质均无明显变化。炎症继续发展，则发生化脓性变化，即急性根尖脓肿（acute apical abscess，AAA），有多形核白细胞溢出血管，浸润到牙周膜组织中。牙周膜中的白细胞被细菌及其产生的毒素所损害而坏死，坏死的细胞溶解、液化后形成脓液。脓液最初只局限在根尖孔附近的牙周膜中，炎症细胞浸润主要在根尖附近牙槽骨的骨髓腔中。若炎症继续发展，则迅速向牙槽骨内扩散，脓液通过骨松质达牙槽骨的骨外板，并通过骨密质上的营养孔而达到骨膜下；脓液在骨膜下积聚达到相当的压力时，才能使致密结缔组织所构成的骨膜破裂，然后脓液流注于黏膜之下，最后黏膜破溃，脓液排除，急性炎症缓解，转为慢性炎症。当机体抵抗力减低或脓液引流不畅时，又会发展为急性炎症。

急性根尖周炎的发展过程，大多按上述规律进行，但并非都是如此典型。当脓液积聚在根尖附近时可能有以下 3 种方式排出。

1. 通过根尖孔经根管从龋洞排脓

这种排脓方式对根尖周组织的损伤最小，但是只有在根尖孔粗大且通畅及龋洞开放的患牙，炎症才容易循此通路引流。

2. 通过牙周膜从龈沟或牙周袋排脓

这种情况多发生在有牙周病的患牙，因根尖脓灶与牙周袋接近，脓液易突破薄弱的牙周膜从此途径排出，常造成牙周纤维破坏，使牙齿更加松动，最后导致牙齿脱落，预后不佳。儿童时期乳牙和年轻恒牙发生急性根尖周炎时，脓液易沿牙周膜扩散由龈沟排出，但是因处于生长发育阶段，修复再生能力强，且不伴有牙周疾病，当急性炎症消除并经适当的治疗后，牙周组织能愈合并恢复正常。

3. 通过骨髓腔突破骨膜、黏膜向外排脓

这种排脓方式是急性根尖周炎最常见的自然发展过程，脓液必然向阻力较弱的骨髓腔扩散，最终突破骨壁，破口的位置与根尖周组织解剖学的关系密切。一般情况，上颌前牙多突破唇侧骨板及相应的黏膜排脓；上颌后牙颊根尖炎症则由颊侧排脓，腭根由腭侧突破；下颌牙齿多从唇、颊侧突破。牙根尖弯曲时，排脓途径变异较大。脓液突破骨膜后，也可以不突破口腔黏膜而经皮下突破颌面部皮肤进行排脓。下面是 4 种可能发生的排脓途径（图5-2）。

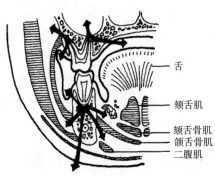

图 5-2 牙槽脓肿脓液排泄的通道

（1）穿通唇、颊侧骨壁：唇、颊侧的骨壁较薄，脓液多由此方向穿破骨的外侧壁在口腔前庭形成骨膜下脓肿、黏膜下脓肿，破溃后排脓于口腔中。破溃于口腔黏膜的排脓孔久之则形成窦道，叫作龈窦。有少数病例不在口腔内排脓，而是穿通皮肤，形成皮窦。下切牙有时可见在相应部位下颌骨的前缘穿通皮肤，上颌尖牙有时在眼的内下方穿透皮肤形成皮窦。

（2）穿通舌、腭侧骨壁：若患牙根尖偏向舌侧，则脓液可由此方向穿破骨壁及黏膜，在固有口腔内排脓。上颌侧切牙和上颌磨牙的腭根尖常偏向腭侧，这些牙的根尖脓肿多向腭侧方向扩张。但腭黏膜致密、坚韧，脓肿不易自溃。下颌第三磨牙舌侧骨板较薄，因此脓液也常从舌侧排出。

（3）向上颌窦内排脓：多发生于低位上颌窦的患者，上颌前磨牙和上颌磨牙的根尖可能突出在上颌窦中，尤其是上颌第二前磨牙和上颌第一、第二磨牙。不过这种情况较为少见，如果脓液排入上颌窦，会引起上颌窦炎。

（4）向鼻腔内排脓：这种情况极为少见，只有上中切牙的牙槽突很低而牙根很长时，根尖部的脓液才能穿过鼻底沿骨膜上升，在鼻孔内发生脓肿并突破鼻黏膜排脓。

排脓孔久不愈合，特别是反复肿胀破溃者，在急性根尖周炎转为慢性时，便形成窦道。窦道口的位置多在患牙根尖的相应部位，但有时也可以出现在远离患牙的其他牙齿的根尖部，有的窦道口还可以出现在近龈缘处，或与患牙相邻缺失牙的牙槽嵴处。

急性根尖周炎的病理学表现为根尖部牙周组织显著充血，有大量渗出物，并伴有大量中性粒细胞浸润。在脓肿的边缘区可见有巨噬细胞、淋巴细胞集聚，周围有纤维素沉积形成包绕屏障。当脓液到达骨膜下时，局部有较硬的组织浸润块。脓液从骨质穿出后，相应部位的软组织出现肿胀，即疏松结缔组织发生炎症，称为蜂窝织炎。如上切牙可引起上唇肿胀；上颌前磨牙及磨牙可引起眶下、面部肿胀；下颌牙则引起颏部、下颌部肿胀；有时下颌第三磨牙的根尖周化脓性炎症可引起口底蜂窝织炎。

二、临床表现

急性根尖周炎是从根尖周牙周膜有浆液性炎症反应到根尖周组织的化脓性炎症的一系列反应过程，症状由轻到重，病变范围由小到大，是一个连续过程。实际上在病程发展到高峰时，已是牙槽骨的局限性骨髓炎，严重时还会发展为颌骨骨髓炎。病损的进行虽然为一连续过程，但由于侵犯的范围不同，可以划分为两个阶段。每一不同发展阶段都有基本的临床表现，可以采用不同的治疗措施以求取得良好的效果。

1. 急性浆液期（急性浆液性根尖周炎）

此期是急性根尖周炎的开始阶段，常为一较短暂的过程，临床上表现为患牙牙根发痒，或只在咬合时有轻微疼痛，也有患者反映咬紧患牙时，能缓解疼痛。这是咬合压力暂时将充血血管内的血液挤压出去的原因。此时如果接受适当治疗，则急性炎症消退，症状缓解。否则炎症很快即发展为化脓性炎症。

2. 急性化脓期（急性化脓性根尖周炎或急性牙槽脓肿）

急性浆液期的轻咬合痛很快发展为持续性的自发性钝痛，咬合时不能缓解而是加重疼痛，因为这时牙周膜内充血和渗出的范围广泛，牙周间隙内的压力升高，咬合时更加大局部压力而疼痛。自觉患牙有伸长感，对䶦时即有疼痛，此时即已开始了炎症的化脓过程，可根据脓液集中的区域再划分为3个阶段（图5-3）。

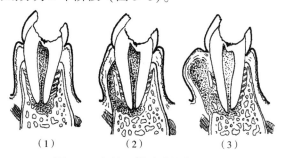

图5-3 急性牙槽脓肿的典型过程
（1）根尖脓肿阶段；（2）骨膜下脓肿阶段；（3）黏膜下脓肿阶段

（1）根尖脓肿阶段：由于根尖部牙周间隙内有脓液聚集，得不到引流，故有剧烈疼痛。患牙的伸长感加重，以至于咬合时首先接触患牙，并感到剧痛，患者更加不敢对䶦。患牙根尖部黏膜潮红，但未肿胀，扪时疼痛。所属淋巴结可以扪及，有轻微痛。全口牙列除下颌切牙及尖牙影响颏淋巴结外，其他牙齿均影响下颌下淋巴结。

（2）骨膜下脓肿阶段：由于脓液已扩散到骨松质，且由骨松质内穿过骨壁的营养孔，在骨膜下聚集。骨膜是致密、坚韧的结缔组织，脓液集于骨膜下便产生很大压力，患者感到极端痛苦，表现为持续性、搏动性跳痛。病程发展到此时，疼痛达最高峰，患者感到难以忍受。患牙浮起、松动，轻触患牙时，如说话时舌、颊接触患牙也感到疼痛。牙龈表面在移行沟处明显红肿，移行沟变平，有明显压痛及深部波动感。所属淋巴结肿大、压痛。相应颌面部形成蜂窝织炎而肿胀，引起面容的改变，病情发展到这一阶段，逐日加剧的疼痛，影响到睡眠及进食，患者呈痛苦面容，精神疲惫。此时多伴有全身症状，白细胞增多，计数多在 10 000~12 000/mm³，体温升高达38℃左右。若白细胞计数、体温继续升高，则应考虑并发颌骨骨髓炎或败血症的可能。

（3）黏膜下脓肿阶段：如果骨膜下脓肿未经切开，脓液压力加大可穿透骨膜流注到黏膜下。由于黏膜下组织较松软，脓液达黏膜下时的压力大为降低，疼痛也随之减轻，患牙的松动度和咬合痛也明显减轻，根尖部扪诊有明显的波动感。这时所属淋巴结仍可扪及，有压痛。白细胞计数和体温升高也有所缓解。

三、诊断

主要根据症状，患牙有牙髓炎病史，叩诊患牙时疼痛较剧烈，温度测试或电活力测试患牙无反应或反应极为迟钝。

若为多根牙，有时会出现牙髓炎并发急性根尖周炎，临床上则兼有牙髓炎和根尖周炎的症状，如温度刺激引起疼痛，同时叩诊疼痛较重。

若为急性化脓性根尖周炎，诊断则主要根据疼痛的程度；患牙多有松动而不存在牙周袋，有触痛、浮起；根尖部牙龈潮红或有黏膜下脓肿，扪及根尖肿胀处疼痛，并有波动感；叩诊时轻叩即引起疼痛；一般牙髓已失去活力等。

急性根尖周炎可以由牙髓病继发而来，也可以由慢性根尖周炎转化而来，后者又称为慢性根尖周炎急性发作。两者的鉴别主要依靠 X 线检查，由慢性根尖周炎转化来的，在 X 线片上可见根尖部骨质有透射区。多有反复肿胀的病史，疼痛的剧烈程度略轻。

四、治疗

急性根尖周炎的治疗原则是消炎止痛，症状缓解后采用根管治疗或牙髓塑化治疗。

消炎止痛的措施为：调整咬合，使患牙脱离对殆接触；用手指扶住患牙开髓（轻柔操作以减轻振动）、拔髓，用消毒液（如：次氯酸钠溶液）浸泡、冲洗根管，准确测量 WL 后，可用小号根管器械于根尖狭窄部轻穿刺根尖孔，使根尖周组织的炎症渗出液通过根管引流，缓解压力；有条件时可完成根管预备，再用固醇类（如氢化可的松）加广谱抗生素（如金霉素）糊剂封入根管并使药物接触根尖组织，有助于局部的抗炎；或擦干根管，在髓腔中放置一个松软的棉球，暂封洞口，使根尖周的炎症有引流的空间。如果疼痛仍不能缓解，可在复诊时根据情况行根管清洗换药或开放髓腔。但后者口腔细菌可能会进一步污染患牙根管，进而形成顽固性生物膜，影响治疗效果。在口腔局部处理的同时，应全身给予抗生素及消炎止痛药物，还可辅以维生素等支持疗法。

若为骨膜下脓肿或黏膜下脓肿，临床上已检查出有根尖部的波动感，除上述处理外，还应切开脓肿以便脓液引流。

急性根尖周炎从浆液期到化脓期的3个阶段是连续的发展过程，是移行过渡的，不能截然分开，临床上只能相对地识别这些阶段，选用对应的消炎措施。例如骨膜下脓肿的早期，也可能是根尖脓肿的晚期，如尚未发现明显的深部波动感时，可采用开放髓腔或环钻术来引流根尖部骨质内的炎症渗出物或脓液。

慢性根尖周炎急性发作的治疗原则与急性根尖周炎相同。

（霍　婷）

第三节　慢性根尖周炎

慢性根尖周炎（chronic apical periodontitis，CAP）多无明显的自觉症状，有的病例可能在咀嚼时轻微痛，有的病例可能诉有牙龈起小脓包，也有的病例无任何异常感觉。有的病例在身体抵抗力降低时易转化为急性炎症，因而有反复疼痛、肿胀的病史。

一、病理变化

由于根管内存在感染和其他病原刺激物，根尖孔附近的牙周膜发生慢性炎症反应，主要表现为根尖部牙周膜的炎症，并破坏其正常结构，形成炎症肉芽组织。在肉芽组织的周围分化破骨细胞，并逐渐吸收其邻近的牙槽骨和牙骨质。炎症肉芽组织中有大量淋巴细胞浸润，同时成纤维细胞也增多，这种反应也可以看作是机体对抗疾病的防御反应。慢性炎症细胞浸润可以吞噬侵入根尖周组织内的细菌和毒素。成纤维细胞也可以增殖产生纤维组织，并常形成纤维被膜，防止和限制感染及炎症扩散到机体的深部。慢性炎症反应可以保持相对稳定的状态，并可维持较长时间。当身体抵抗力较强或病原刺激物的毒力较弱时，则肉芽组织中的纤维成分增加，可以在肉芽组织的周围形成被膜。牙槽骨吸收也暂时停止，甚至可以产生成骨细胞，在周围形成新生的骨组织，原破坏的骨组织有所修复，病变区缩小。相反，当身体抵抗力降低或病原刺激物的毒力增强时，则肉芽组织中的纤维成分减少，炎症成分增多，产生较多的破骨细胞，造成更大范围的骨质破坏，骨质破坏的地方为炎症肉芽组织取代。由于炎症肉芽组织体积增大，从血运来的营养难以到达肉芽组织的中心部，在根尖孔附近的肉芽组织可发生坏死、液化，形成脓腔，成为慢性脓肿。发育期间遗留的牙周上皮剩余，经慢性炎症刺激，可以增殖为上皮团块或上皮条索。较大的上皮团块的中心由于缺乏营养，上皮细胞发生退行性变、坏死、液化，形成囊肿。囊腔与根管相通者，称为袋状囊肿；囊腔不与根管通连而独立存在者，称为真性囊肿。有研究表明，根尖周病变中有59.3%为根尖肉芽肿，22%为根尖周囊肿，12%为根尖瘢痕及6.7%的其他病变。概括以上所述，慢性根尖周炎的主要病理变化是根尖周有炎症组织形成，破坏牙槽骨。这种组织变化过程不是单一的破坏，是破坏与修复双向进行的。但是如果不清除病原刺激物，虽有骨质修复过程，而根尖病变区只能扩大、缩小交替进行，不能完全消除。

另外，在身体抵抗力强的患者，患牙接受的刺激又极微弱时，根尖部牙槽骨不发生吸收，而是增殖在局部形成围绕根尖周的一团致密骨，称为致密性骨炎（图5-4）。

1. 根尖肉芽肿

是根尖周受到来自感染根管的刺激产生的一团肉芽组织。镜下可见有坏死区，肉芽组织中有慢性炎症细胞浸润，主要是淋巴细胞和浆细胞，成纤维细胞也增多。毛细血管在病变活动时增多，接近纤维化时减少。肉芽组织的周围常有纤维被膜，被膜与牙周膜相连。

肉芽肿的形成与从根尖孔、侧支根管孔来的感染刺激紧密相关，因而可发生在与这些部位相应的地方，可发生在根尖，也可以发生在根侧，磨牙可以发生在根分叉处［图5-4（1）、图5-4（2）和图5-4（3）］。

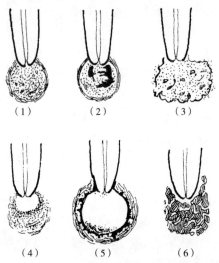

（1）　　　　（2）　　　　（3）

（4）　　　　（5）　　　　（6）

图5-4　慢性根尖周炎的病理解剖类型
（1）单纯性肉芽肿；（2）上皮性肉芽肿；（3）肉芽性骨炎；（4）根尖脓肿；（5）根尖周囊肿；（6）致密性骨炎

2. 慢性根尖脓肿（慢性牙槽脓肿）

可以由根尖肉芽肿转化而来，也可由急性牙槽脓肿转化而来。肉芽肿中央的细胞坏死、液化，形成脓液，脓液中多是坏死的多形核白细胞。肉芽组织周围缺乏纤维被膜［图5-4（4）］。

慢性牙槽脓肿有两型，即有窦型和无窦型。无窦型在临床上难以和根尖肉芽肿鉴别，有窦型则有窦道与口腔黏膜或颌面部皮肤相通连。

窦道可能是急性牙槽脓肿自溃或切开后遗留的，也可能是根尖部脓液逐渐穿透骨壁和软组织而形成的。窦道壁有上皮衬里，上皮可来源于肉芽肿内的上皮团，也可由口腔黏膜上皮由窦道口长入。上皮下的结缔组织中有大量炎症细胞浸润。

3. 根尖周囊肿

可以由根尖肉芽肿发展而来，也可由慢性根尖脓肿发展而来。在含有上皮的肉芽肿内，由于慢性炎症的刺激，上皮增生形成大团块时，上皮团块的中央部得不到来自结缔组织的营养，因而发生变性、坏死、液化，形成小的囊腔。囊腔中的渗透压增高，周围的组织液渗入，成为囊液。囊液逐渐增多，囊腔也逐渐扩大。肉芽组织内的上皮也可以呈网状增殖，网眼内的炎症肉芽组织液化后形成多数小囊肿，小囊肿在增大的过程中互相融合，形成较大的囊肿［图5-4（5）］。

囊肿也可由慢性脓肿形成，即脓肿附近的上皮细胞沿脓腔表面生长，形成腔壁的上皮衬里而成为囊肿。根尖周囊肿由囊壁和囊腔构成，囊腔中充满囊液。囊壁内衬上皮细胞，外层为致密的纤维结缔组织，囊壁中常有慢性炎症细胞浸润。囊液为透明褐色，其中含有含铁血黄素，由于含有胆固醇结晶漂浮其中而有闪烁光泽。囊液在镜下直接观察时，可见其中有很多菱形或长方形的胆固醇结晶，是从上皮细胞变性分解而来（图5-5）。

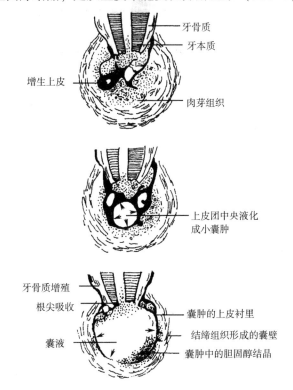

图5-5　从上皮性根尖肉芽肿发展成为根尖周囊肿的步骤

由于慢性炎症的刺激，引起细胞变性、坏死，囊液中含有这些内容而使渗透压增高，周围的组织液渗透入囊腔中。囊腔内液体增加的同时，囊腔也逐渐增大。囊肿增大的压力压迫周围牙槽骨使其吸收，同时在颌骨的外表则有新生骨质补充，因此有些较大的囊肿往往在表面膨隆处尚有较薄的一层骨质。囊肿再增大时，最终可使其周围某一处骨壁完全被吸收而长入软组织中，这时囊肿就会发展很快。由于囊肿的发展缓慢，周围骨质受到这种缓慢刺激而形成一种致密板。

从慢性根尖脓肿发展而来的囊肿囊液中含有脓液，较为浑浊。根尖周囊肿可以继发感染，形成窦道或表现为急性炎症。

4. 致密性骨炎

表现为根尖周局部骨质增生，骨小梁的分布比周围的骨组织更致密些［图5-4（6）］。骨髓腔极小，腔内有少许纤维性的骨髓间质，纤维间质中仅有少量的淋巴细胞浸润。有时硬化骨与正常骨组织之间并无明显分界。

二、临床表现

慢性根尖周炎一般无自觉症状。由于是继发于牙髓病，故多有牙髓病史。有些病例曾转化为急性炎症又有缓解，故可有反复疼痛，或反复肿胀的病史。患牙多有深龋洞，无探痛，牙体变为黯灰色。有窦型慢性根尖脓肿在相应根尖部有窦道，有时窦道口呈乳头状，窦道口也可出现在离患牙较远的地方。大的根尖周囊肿在患牙根尖部有半球形膨隆，黏膜不红，扣时不痛，有乒乓球感。有的患牙在咀嚼时有不适感。

三、诊断

诊断慢性根尖周炎可根据有反复疼痛、肿胀的病史，牙体变色，牙髓失去活力或反应极其迟钝，或已出现窦道或局部无痛膨隆等临床表现。诊断的关键是依据 X 线片上所显示的根尖周骨密度减低影像。因此，临床上比较容易做出诊断。但是要辨别属于何种类型则较困难，从 X 线片所显示根尖透射区影像的特点可以作为鉴别的参考。

根尖肉芽肿在 X 线片的特点是：根尖部有较小、规则的圆形或椭圆形透射区，边界清晰，周围骨质影像正常或略致密，透射区的直径一般不超过 0.5 cm。肉芽肿和小囊肿在 X 线片上不易区别，若透射区周围有致密骨形成的白线，且透射区与非透射区的骨密度反差大，则应怀疑为小囊肿；若开髓时有囊液从根尖孔引流出来，可证实为囊肿。慢性根尖脓肿除可能发现窦道口外，在 X 线片上的影像也有其特点，透射区边界不清，形状不规则，透射区周围的骨质影像模糊，这是因为周围骨质有进行性破坏的缘故。根尖周囊肿在 X 线片上的影像一般范围较大（其直径超过 1 cm），为圆形，边界清楚有白线围绕。除 X 线片上的表现外，大囊肿可见相应部位有半球形隆起，扣时不痛，有乒乓球感。

X 线诊断慢性根尖周炎时，必须结合临床症状及其他诊断指标才能和那些非根尖周炎的根尖区病损相鉴别。例如非牙源性的颌骨内囊肿和其他肿物，在 X 线片上呈现与各型慢性根尖周炎极为相似的影像，这些病损与慢性根尖周炎的主要鉴别是牙髓活力正常，缺乏临床症状，并且仔细观察时可见根尖区牙周间隙与其他部位的牙周间隙呈连续、规则的黑线影像。根旁囊肿时，囊肿的透射影像与侧支根管感染造成的慢性根尖周炎者极为相似，但患牙牙髓活力正常。有些解剖结构，如颏孔、切牙孔等，其影像易与相应部位牙齿的根尖区重叠，但是这些牙齿牙髓活力正常，牙周间隙影像连续、规则。有的慢性根尖周炎的窦道口出现的部位与患牙的关系不甚明确，例如在两个相邻无髓牙根尖区的中间，或在远离患牙的部位时，可以从窦道口插入牙胶尖作为示踪诊断丝拍摄 X 线片，从牙胶尖影像所指的部位便可确定窦道来源的患牙。

四、治疗

治愈根尖周病的主要原理是消除病原刺激物，杜绝再感染的途径，为机体修复被炎症破坏的组织提供有利的生物学环境，促使根尖周组织愈合，恢复健康。根尖周炎主要的病原刺激物来自感染根管，因此消除根管内的感染，是治愈根尖周病的首要条件。由于牙髓坏死，根管内已失去血液及淋巴循环，为一储存坏死组织、感染物质的无效腔，不能为机体的自身免疫能力所消除，故必须依靠相应的治疗措施才能除去病原。根尖周骨质的破坏、肉芽组织的出现可以看作是机体对抗病原的防御性反应，但是这种反应不能消除病原，只能相对地防止感染的扩散。一旦病原被除去后，病变区的炎症肉芽组织即转化为纤维结缔组织，从而修复已破坏的牙槽骨和牙骨质，并使牙周膜重建。消除病原的有效措施是根管治疗，即用机械和化学的方法对根管进行清创，再通过严密地封闭根管，防止再感染。

在消除病原的前提下，病变才有可能愈合。病变能否被修复，还受一些因素的影响。病变性质、病变范围及部位、患者年龄和全身健康状况等都与病变的愈合有密切关系，因此制订治疗方案时，必须考虑这些因素，采取相应的措施才能治疗成功。破坏范围较小、局限于根尖部的病变，预后较好；病变范围较大、发生在根分叉处者，预后较差。当较大的根尖周囊肿单纯用根管治疗难以治愈时，可采用根尖外科手术以除去病变。全身健康不佳的患者，在治疗时容易并发急性炎症，治疗后病变愈合慢或恢复困难，治疗时应加以注意。如果患有风湿病或神经、眼、心脏等部位疾病而怀疑患牙病变为病灶时，应当及时拔除患牙，以免造成病灶感染的蔓延。另外，对于病变严重破坏牙槽骨，或牙冠严重破坏而难以修复者，也应拔除患牙。

（李　蕾）

第六章

牙周炎

定植在龈牙结合部的牙菌斑可引起宿主的免疫炎症反应，导致菌斑性龈炎，若不及时治疗，则有一部分人的牙龈炎症可向牙周深部组织发展，导致牙齿支持组织（牙龈、牙周膜、牙槽骨和牙骨质）的进行性破坏，临床表现为牙周袋形成并有出血、附着丧失和牙槽骨吸收。随着病变逐渐向根方发展加重，会出现牙松动移位、牙龈退缩、咀嚼困难、急性肿胀疼痛等症状，最终可导致牙齿丧失。

牙周炎是成人牙齿丧失的首要原因。牙周炎和龈炎都是由牙菌斑生物膜所引起的慢性感染性疾病，中度以上的牙周炎诊断并不困难，但早期牙周炎与龈炎的区别不甚明显，常易被患者甚至医师忽略，须通过仔细检查而及时诊断，以免贻误治疗（表6-1）。

表6-1　龈炎和早期牙周炎的区别

类型	牙龈炎症	牙周袋	附着丧失	牙槽骨吸收	治疗结果
龈炎	有	假性牙周袋	无	无	恰当治疗后牙龈恢复正常
早期牙周炎	有	真性牙周袋	有，附着丧失 1~2 mm	骨嵴顶吸收，或硬骨板消失	炎症消退，病变静止，但已破坏的支持组织难以完全恢复正常

龈炎和牙周炎的主要区别在于龈炎不侵犯支持组织（没有附着丧失和牙槽骨吸收），经过正规治疗后，牙周组织可完全恢复正常状态（无牙周组织丧失，无探诊出血），是可逆性病变。但是，若维护不良，仍较易复发。而牙周炎则有牙周支持组织的破坏（附着丧失、牙周袋形成和牙槽骨吸收），若不及时治疗，病变一般呈缓慢加重，直至牙松动脱落。牙周炎经过规范的治疗可以控制病情，但已破坏的软硬组织难以恢复到正常的完好状态。因此，有人把牙周炎冠名为破坏性牙周病。预防和治疗龈炎，对于牙周炎的预防有着重要意义。Lang等学者报道（2009年）对挪威565位16~34岁的健康男性（他们自幼接受良好的口腔保健）进行长达26年的牙周状况随访（共检查6次），结果表明，26年中每次检查都有牙龈炎症（探诊后出血）的牙齿比始终无炎症的牙有更多的附着丧失，且失牙的概率更大。他们的结论是："牙周炎只发生于长期存在龈炎的部位。""牙龈的炎症不仅是牙周炎的前驱，还是病情加重和导致失牙的临床重要的危险因素。"然而也不是所有龈炎患者都必然发展成牙周炎。Loe等在对斯里兰卡480名无口腔保健措施的人群进行15年的纵向观察，发现81%个体的牙周病情缓慢加重，8%快速加重，而11%的个体则病情稳定，不发展为牙周炎。

这种疾病进展的个体差异与各自菌斑的量并无关联。目前的共识是由于机体本身的先天和后天免疫机制以及遗传背景的差异，对菌斑微生物的挑战可呈现不同方式和不同程度的反应，对牙周组织所造成的作用也不同，因而在临床上呈现不同的病情和类型。一些环境因素如吸烟、心理压力等也对牙周炎的发生和发展起一定作用。

第一节　慢性牙周炎

慢性牙周炎是最为常见的一类牙周炎，约占牙周炎患者的95%。以前称此类牙周炎为成人牙周炎，实际上它也偶可发生于青少年和儿童，且病情进展较平缓，因此学者们主张将其更名为慢性牙周炎。从我国人口流行病学调查结果来看，轻中度牙周炎较普遍存在，而重度牙周炎则主要集中在少数人和少数牙，因此早期诊断和早期治疗牙周炎就显得特别重要和有意义。

一、临床表现

1. 发病年龄和性别

本病可发生于任何年龄，但大多数患者为成年人，35岁以后患病率明显增高，无性别差异。慢性牙周炎的起病和发展非常缓慢，加之其是由慢性龈炎发展而来，患者往往不能明确说出它的起病时间，其早期症状也常被忽视，多在中晚期症状明显时才就诊。随着年龄增长，患病率和疾病的严重程度也增加，这也可能是由于多年的病情积累加重或新增加了患牙。

2. 牙周袋的炎症和附着丧失

患者可有刷牙或进食时的牙龈出血或口内异味，牙龈可表现为鲜红色或黯红色，水肿松软，并可有不同程度的肿大甚至增生。患牙探诊有>3 mm的牙周袋，并有探诊后出血，甚至溢脓。炎症程度一般与菌斑、牙石的量以及局部刺激因素相一致。少数患者病程较长或曾经接受过不彻底的治疗（例如只做龈上洁治，未除去龈下牙石），其牙龈可能相对致密，颜色较浅，但用探针可探到袋内有龈下牙石，并可引发出血，这是因为受龈下菌斑和牙石的刺激，牙周袋内壁常有上皮溃疡和结缔组织的炎症，严重的炎症导致牙龈结缔组织中的胶原纤维降解、结合上皮向根方增殖以及牙槽骨吸收，造成附着丧失。严重的附着丧失可使牙松动和病理性移位，多根牙发生根分叉病变。

3. 分型和分度

根据附着丧失和牙槽骨吸收波及的范围（患牙数）可将慢性牙周炎分为局限型和广泛型两种。全口牙中有附着丧失和骨吸收的位点数≤30%者为局限型，若超过30%的位点受累，则为广泛型。也可根据牙周袋深度、结缔组织附着丧失和骨吸收的程度来分为轻、中和重度。上述指标中以附着丧失为重点，因为附着丧失较为准确地反映了牙周组织的破坏程度。附着水平与炎症的程度大多一致，但也可不完全一致。

（1）轻度：牙龈有炎症和探诊出血，牙周袋≤4 mm，附着丧失1~2 mm，X线片显示牙槽骨吸收不超过根长的1/3。可有或无口臭。

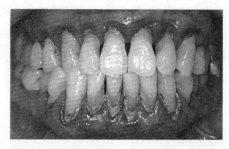

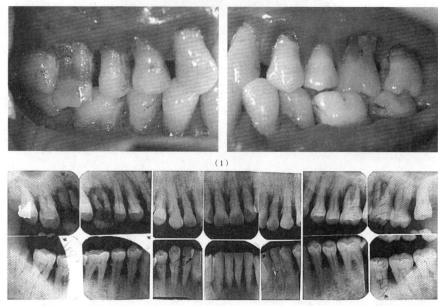

图 6-1　重度慢性牙周炎

（1）患者男，59 岁，牙龈肿痛 2 周伴牙龈出血 40 年。口内像可见全口大量牙石菌斑，牙龈红肿伴有明显退缩，普遍溢脓和出血，探诊深度 5~9 mm。（2）同一患者的 X 线片示全口牙槽骨水平型吸收达根长的 1/2~2/3，16 和 26 骨吸收达到或超过根尖区，磨牙根分叉区见骨低密度影像或透射影像。

（2）中度：牙周袋≤6 mm，附着丧失 3~4 mm，X 线片显示牙槽骨水平型或角型吸收超过根长的1/3，但不超过根长的 1/2。牙齿可能有轻度松动，多根牙的根分叉区可能有轻度病变，牙龈有炎症和探诊出血，也可有溢脓。

（3）重度：牙周袋>6 mm，附着丧失≥5 mm，X 线片显示牙槽骨吸收超过根长的 1/2甚至 2/3，多根牙有根分叉病变，牙多有松动。炎症较明显或可发生牙周脓肿（图6-1）。

慢性牙周炎患者除有上述主要特征（牙周袋形成、牙龈炎症、牙周附着丧失、牙槽骨吸收）外，晚期常可出现其他伴发病变和症状：①牙齿移位、倾斜；②由于牙松动、移位和龈乳头退缩，造成食物嵌塞；③由于牙周支持组织减少，造成继发性𬌗创伤；④牙龈退缩使牙根暴露，对温度刺激敏感，还可发生根面龋；⑤深牙周袋内脓液引流不畅，或身体抵抗力降低时，可发生急性牙周脓肿；⑥深牙周袋接近根尖时，可引起逆行性牙髓炎；⑦牙周袋溢脓和牙间隙内食物嵌塞，可引起口臭等。

牙周炎一般同时侵犯口腔内多个牙，且有一定的对称性。各部位的牙齿患病概率和进展速度也不一致。磨牙和下颌前牙以及牙齿邻面因为菌斑、牙石容易堆积，较易发病，且病情较重。因此说牙周炎具有牙位特异性和位点特异性。

4. 病程进展

顾名思义，慢性牙周炎的病程是缓慢过程。常起始于菌斑性龈炎，缓慢隐匿地发展而来，患者就诊时多在 30 岁以后，且不能明确叙述起病时间。若不治疗，本病可以延续十多年甚至数十年，病变缓慢、持续加重，直至失牙。在疾病过程中有些个体的有些牙齿或牙位（例如邻面、根分叉处、不良修复体、错𬌗等菌斑滞留区）可能发生不规则、间段性加快的附着丧失，使疾病在短时间内进入活动期，随后又回归静止或缓慢进展的状态。

二、诊断

牙周炎的特征是附着丧失，而未经治疗的牙周炎通常都并存牙周袋和炎症。2018 年牙周病新分类中，对于牙周炎病例的临床诊断标准定义为：两个或两个以上不相邻牙齿的邻面有附着丧失或有 ≥2 个牙的颊（舌）面出现 ≥3 mm 的附着丧失，并有 >3 mm 的牙周袋。

需要强调的是除了附着丧失外，牙周袋和炎症也是诊断牙周炎的必要条件。如果只有附着丧失而无牙周袋，则可能是：①因机械因素如牙刷、不良习惯等导致牙龈退缩；②原有的牙周炎经过治疗后牙龈退缩而无牙周袋及炎症，此时可称为"健康但降低了的牙周支持组织"。

慢性牙周炎多见于成人，一般有较明显的菌斑、牙石和牙龈炎症。而出现牙周附着丧失和牙槽骨吸收则是其区别于龈炎的重要标志。根据罹患牙数（范围）和牙周支持组织破坏的程度可以确定病变的轻、中和重。还应寻找局部和全身的危险因素，例如牙解剖异常、吸烟、精神因素、系统性疾病等，以便在治疗计划中加以调整和控制。

三、治疗

确诊为慢性牙周炎后，还应根据病情确定其全口和每个患牙的严重程度、目前是否为活动期等；还要通过问诊、仔细的口腔和全身疾检查等，尽量找出与牙周病或全身疾病有关的易感因素，如吸烟、不良生活习惯、解剖因素、全身健康状况等，以利于判断预后和制定相应的治疗计划。

慢性牙周炎的治疗目标应是彻底清除菌斑、牙石等病原刺激物，消除牙龈炎症，使牙周袋变浅和改善牙周附着水平，并尽可能争取一定程度的牙周组织再生。应把消除易感因素列入治疗计划中，而且要取得患者的合作以及定期复查，使这些疗效能长期稳定地保持。由于口腔内各个牙的患病程度、解剖条件、局部刺激因子的多少各异，因此还须针对各个患牙的具体情况，制定适合于总体病情及个别牙的治疗计划。而且在治疗过程中和维护期间，应根据患者的反应和病情变化及时对治疗计划进行调整和补充。

经过积极规范的治疗和维护，虽然牙周支持组织不可能恢复到完全正常的状态和水平，但多数慢性牙周炎患者病情可以达到稳定，即牙周袋 <3 mm、没有探诊后出血、临床附着水平和牙槽骨水平保持稳定，此所谓"健康但降低了的牙周支持组织"。对于一些重症牙周炎，或伴有一些难以掌控的易感因素者（如糖尿病等全身疾病、牙解剖畸形等），牙周治疗

效果可能不易达到完全稳定，但也应采用其他疗法或加强维护（牙周支持疗法）使患者处于牙周炎低活跃期，减缓病情的进展，此所谓"缓解/控制"。

1. 清除牙菌斑生物膜，控制感染

牙菌斑及其矿化后形成的牙石是导致牙周感染的根本原因，因此清除牙面的细菌生物膜和牙石是控制牙周感染的第一步，也是最基础的治疗。用机械方法清除牙石和菌斑仍是目前最有效的基础治疗手段。除了清除龈上牙石外，最重要的是通过龈下刮治术清除龈下牙石和菌斑，同时将暴露在牙周袋内的含有细菌内毒素的病变牙骨质刮除，使根面符合生物学要求，有利于牙周支持组织重新附着于根面，又称根面平整术。有研究表明单纯做龈上洁治而不做龈下刮治，其远期疗效不佳。近年来的研究结果强调了龈下深部刮治的主要目的是尽量清除牙石、搅乱牙菌斑生物膜和减少细菌数量，以利于机体的免疫防御系统来消灭残余细菌，并防止或延缓龈下菌斑的重新形成，而清除内毒素则是相对容易的。因此在深部刮治时不可过度刮削根面牙骨质，也不过分强调根面的光洁平整，以免发生牙齿敏感。为此提出将龈下刮治术称为龈下清创术。

经过彻底的龈下清创术后，临床上可见牙龈的炎症和肿胀消退，出血和溢脓停止，牙周袋变浅、变紧，这是由于牙龈退缩以及袋壁结缔组织中胶原纤维的新生使牙龈变得致密，探针不再穿透结合上皮进入结缔组织内，也可能有新的结缔组织或结合上皮附着于根面。洁治术和刮治术虽然已有数百年的历史，但迄今大量的临床研究和系统性回顾仍证明其有效性。2015年美国牙医协会关于慢性牙周炎非手术治疗的临床指南指出，洁治术和刮治术是慢性牙周炎的非手术基础治疗，其他治疗手段如药物、激光等只能作为洁治术和刮治术的辅助手段，且效果也不甚确切。2017年，国内大样本研究也报道慢性牙周炎患者非手术治疗后深牙周袋和出血指数均有明显改善。

此外，凡是能促进菌斑堆积的因素例如粗糙的牙石或修复体表面、不合理的修复体、牙齿解剖异常、未充填的龋齿等均是牙周炎发生和复发的危险因素，在治疗过程中应尽量消除或纠正这些因素。基础治疗后，若有残存的探诊深度≥5 mm并有出血的患牙，也是复发的危险部位。基础治疗对大多数牙周炎患者的效果是肯定的，但不是一劳永逸的，需要定期复查和必要的维护治疗，基础治疗一结束就应进入维护期。

2. 牙周手术

基础治疗后6~12周，应复查疗效，若仍有5 mm以上的牙周袋，且探诊仍有出血，或有些部位的牙石难以彻底清除，则可视情况决定再次龈下刮治，或需进行牙周翻瓣手术。手术可在直视下彻底刮除根面或根分叉处的牙石及不健康的肉芽组织，还可修整牙龈和牙槽骨的外形，植骨，或截除病情严重的患根等，通过手术改正牙周软硬组织的外形，形成一种有利于控制菌斑的生理外形。近年来，通过牙周组织引导性再生手术能使病变区的牙根面形成新的牙骨质、牙周膜和牙槽骨的正常附着关系。利用组织工程学原理，进行了大量研究来促进牙周组织的再生，使牙周炎的治疗达到了一个更高的层次。

3. 建立平衡的𬌗关系

可通过松动牙的结扎或粘接固定、各种夹板、调𬌗等治疗使患牙消除继发性或原发性咬合创伤而减轻松动度，改善咀嚼功能并有利于组织修复。但夹板的设计和制作绝不能妨碍菌斑控制。对于有缺失牙需要修复的患者，可利用固定式或可摘式修复体上的附加装置，使松动牙得到固定。有些患者还可通过正畸治疗来矫正错𬌗或病理移位的牙齿，以建立合理

的咬合关系。咬合创伤曾被认为是牙周炎的致病原因或协同破坏因素，但 20 世纪后期以来调𬌗在牙周炎的预防和治疗中的意义未得到重视。近年来有学者报道表明在基线时无咬合创伤，或虽有咬合创伤但已经调𬌗治疗的牙周炎患者，在牙周治疗后的远期发生病情加重的概率仅为有创伤而未加调𬌗者的 60%。因此，在治疗计划中仍应考虑对咬合创伤进行干预和治疗。咬合治疗应在牙周基础治疗后、炎症控制后开始进行。

4. 药物治疗

大多数患者在规范的龈下清创术后，牙周组织能顺利恢复健康状态，不需使用抗菌药物。少数患者对基础治疗反应不佳，或仍有个别深牙周袋以及器械不易到达的解剖部位，刮治难以彻底，残留的炎症得不到控制，或有急性发作等，则可适当地局部或全身应用抗菌药物。但药物治疗只能作为机械清除菌斑、牙石的辅助治疗，一般只在龈下刮治后视需要才用药，抗菌药物绝不能取代除石治疗，因为只有刮治后，龈下生物膜被搅乱，细菌量大大减少的状态下，药物才得以接触微生物并杀灭之。

对于一些有全身疾病的牙周炎患者，如某些心血管疾病、未控制的糖尿病等，在牙周治疗过程中也需要给予特殊处理，如在进行牙周全面检查和治疗（尤其是手术）前后需给予抗生素，以预防和控制全身和局部感染，一般使用全身给药。同时应积极治疗并控制全身疾病，以利牙周组织愈合。

吸烟者对牙周治疗的反应较差，应劝患者戒烟。在戒烟的初期，牙龈的炎症可能有一过性的"加重"，探诊后出血有所增加。这是由于烟草使小血管收缩、牙龈角化加重的作用被消除的结果。经过戒烟和彻底的牙周治疗后，将出现良好的疗效。

5. 拔除患牙

对于有深牙周袋、过于松动的严重患牙，如确已无保留价值者，应尽早拔除，这样可以：①消除微生物聚集部位；②有利于邻牙的彻底治疗；③避免患处牙槽骨的继续吸收，保留牙槽嵴的高度和宽度，以利义齿或种植义齿修复；④避免牙周脓肿反复发作；⑤避免因患牙松动而使患者只用另一侧咀嚼。拔牙后，最好在第一阶段治疗结束、第三阶段永久修复之前，制作暂时性修复体，以达到改善咀嚼功能、松牙固定和美观的要求。

6. 疗效维护和防止复发

大量研究表明，菌斑在牙面上不断快速地形成着，在刚清洁过的牙面上数秒钟内即可有新的细菌黏附，若停止刷牙 8 小时后细菌数即可达到 $10^3 \sim 10^4/mm^2$，24 小时后可增加 $100 \sim 1\,000$ 倍。因此不能单靠医师的治疗，必须向患者仔细讲明菌斑的危害，如何发现菌斑并有效地清除，使患者充分理解坚持不懈地清除菌斑的重要性，并掌握正确的方法。这种健康教育应贯穿于治疗的全过程。患者每次就诊时，医师应检查和记录其菌斑控制的程度，并反馈给患者。尽量使有菌斑的牙面只占全部牙面的 15%～20% 以下。只有患者的积极配合才能使治疗效果长久保持。

大多数慢性牙周炎在经过恰当的治疗后，炎症消退，病情得到控制。为了防止病情复发，应在基础治疗结束即进入维护期。维护期的监测内容包括口腔卫生情况、牙周袋探诊深度、牙龈炎症及探诊后出血情况、根分叉病变、牙槽骨情况、修复体情况等，并对新发现的病情进行相应的、必要的治疗。复查的间隔期可根据病情和患者控制菌斑的程度来确定。

简而言之，牙周炎维护治疗（又称牙周支持治疗）包括两个方面的内容：一是患者具有持续地自我控制菌斑以及定期复查的良好依从性；另一方面是医师对治疗后病情的长期监控和后续治疗。只有两者完美结合才能使疗效长期维持。近期一项对 19 个长期临床研究的综述报告表明，在 3 年和 12 年中能坚持牙周复查、复治者，失牙率仅分别为 0.15 牙/年和 0.09 牙/年。不能坚持维护治疗者，5 年内失牙率高于依从性好者（1.8 牙/年 vs 0.6 牙/年）。因此，鼓励和动员患者坚持维护期治疗是使牙周炎疗效长期保持的关键条件之一。只要坚持消除和控制菌斑感染，牙周炎即是可防、可治、可控的疾病。

（樊　虹）

第二节　侵袭性牙周炎

牙周炎被认为是一组有不同临床表现、对治疗反应有差异、进展速度不同、实验室所见不尽相同的牙周破坏性疾病。临床上可见一类牙周炎，发生在全身健康的年轻人，疾病进展快速，有家族聚集性。在 1999 年的国际分类研讨会上学者们提出将其命名为侵袭性牙周炎（aggressive periodontitis，AgP），它包含了 1989 年旧分类中称为早发性牙周炎（early-onset periodontitis，EOP）的三个类型，即青少年牙周炎（juvenile periodontitis，JP）、快速进展性牙周炎（rapidly progressive periodontitis，RPP）和青春前期牙周炎（prepubertal periodontitis，PPP）。该分类还将 AgP 分为局限型侵袭性牙周炎（localizaed aggressive periodontitis，LAgP）和广泛型侵袭性牙周炎（generalized aggressive periodontitis，GAgP）。

一、局限型侵袭性牙周炎

（一）历史背景

Gottlieb 于 1923 年首次报道 1 例死于流感的年轻男性，其牙周组织有严重的变性和牙槽骨吸收。他认为这是不同于单纯性牙周炎的一种疾病，将其命名为弥漫性牙槽萎缩。1928 年他又提出牙骨质的先天发育不良可能为本病的病因。Wannenmacher 于 1938 年描述本病的特点为切牙和第一磨牙受累。Orban 和 Weinmann 于 1942 年提出牙周变性（periodontosis）的命名，并根据 1 例尸体解剖的结果，提出该病首先发生牙周膜主纤维的变性，导致牙骨质停止新生和牙槽骨吸收，然后才发生结合上皮的增生和炎症。此后一段时期内普遍认为本病是由于某种全身因素引起的牙周组织变性，而炎症是继发的。但大量的临床观察和动物实验未能找到变性的证据。1966 年世界牙周病专题讨论会提出摒弃牙周变性的名词，但同时也指出的确在青少年中存在着一种与成人型不同的牙周炎。1969 年 Butler 引用 Chaput 等在 1967 年提出的法文名称，将本病命名为青少年牙周炎。Baer 在 1971 年仍坚持牙周变性的名称，提出本病的定义为"发生于全身健康的青少年，有一个以上恒牙的牙槽骨快速破坏，牙周破坏的程度与局部刺激物的量不一致"，并提出 7 条长期被引用的诊断标准。20 世纪 70 年代后期，普遍认为该病是由微生物感染所致，清除菌斑能获良好疗效。1989 年世界牙周病研讨会将其定名为局限型青少年牙周炎（localized juvenile periodontitis，UP），并归入早发性牙周炎。1999 年的国际分类法则进一步明确了 LAgP 的定义："牙周病变局限于切牙和第一恒磨牙，至少两颗恒牙有邻面附着丧失，其中一颗是第一磨牙，非第一磨牙和切牙不超过两个。"

（二）流行病学

关于 AgP 的流行病学调查资料大多来自对青少年牙周炎（早发性牙周炎）的调查。由于诊断标准不统一和不准确、调查对象的条件不同，各项调查的结果差异很大，资料可比性差。既往有报道 AgP 在 10~19 岁青少年中患病率约为 0.1%~3.4%。本病患病率似有较明显的种族和地域差异。Saxbv（1987 年）报道 7 266 名 15~19 岁英国学生中总患病率为 0.1%，但其中不同种族之间有区别：白种人为 0.02%，非洲裔为 0.8%，亚裔人为 0.2%。近 10 年来的流行病学调查资料显示非洲和中东地区后裔的患病率相对较高，而白种人相对较低。提示种族和社会经济因素可能均与该病的易感性有关。国内相关资料较少，20 世纪三项局部地区的调查报告显示，在 11~20 岁的青少年中，青少年牙周炎的患病率约为 0.12%~0.47%。能够按照严格定义诊断的 LAgP 患者在我国很少见。近年来，北京大学口腔医学院牙周科收集了来自全国各地近 300 例 AgP 患者的临床资料，其中仅有数例被诊断为典型的 LAgP，但病变以切牙和第一磨牙为重的 GAgP 则相对较多见，约占总 AgP 患者的 25%。

（三）病因

AgP 的病因虽未完全明了，但某些高毒力的特定微生物的感染以及宿主免疫应答反应的特点可能是引起本病的两个主要因素。

1. 微生物

20 世纪中期以来，国外大量的研究表明伴放线杆菌（Actinobacillus actinomycetemcomitans，Aa，现称伴放线聚集杆菌）是 AgP 的主要致病菌，其主要依据如下。

（1）从青少年牙周炎（相当于 AgP）患者的龈下菌斑中 Aa 的检出率明显高于慢性牙周炎和健康牙。经过有效的牙周治疗后，该菌消失或极度减少；当病变复发时，该菌又复出现。Aa 能产生可杀伤白细胞的外毒素及其他毒性产物，造成牙周组织的损伤。Aa 不同的血清株具有不同的毒性，其中 b 型的 JP_2 毒性最大，能产生 10~20 倍的白细胞毒素。有研究表明，携带该型 Aa 者发生 LAgP 的概率与携带非 JP_2 型者的 OR 值为 18.0 vs3.0。但是亚洲地区（包括中国）的许多研究表明，Aa 在中国、日本和韩国 AgP 患者中的检出率明显低于欧美国家，且检出的 Aa 多为低毒性的血清株 c，而牙龈卟啉单胞菌在这些患者中则相对多见。2017 年研讨会的与会专家们提出，需要研究在 AgP 发病前、病程中以及治疗后的 Aa 检出情况，才能确定该菌为致病菌，但这种研究十分困难的。由于致病因子的不确定，2018 年牙周病新分类否决了 AgP 作为独立疾病。

（2）Aa 引发宿主的免疫反应而致病：微生物主要是通过激惹宿主，引发免疫炎症反应，适度的反应起保护作用，而中性粒细胞和单核（吞噬）细胞对细菌的过度反应，产生过量的细胞因子、炎症介质，可能导致严重的牙周炎症和破坏。有研究报道 AgP 患者龈沟液内多种炎症介质增高，如巨噬细胞炎症蛋白（MIP1a）、IL-6、IL-1β、TNF-α 等，可促进局部的免疫反应。LAgP 患者的血清中有明显升高的抗 Aa 抗体，牙龈局部也产生大量的特异抗体，并进入牙周袋内，使龈沟液内特异抗体水平高于血清水平。有研究称抗体反应强的局限性患者不会发展为广泛型。研究还表明对 Aa 的糖类抗原发生反应的主要是 IgG_2 亚类，起保护组织的作用。但有学者认为也可能 Aa 的毒素抑制了宿主的反应，或与其他细菌所产生相似的毒性因子（LPS，白细胞毒素，细胞死亡因子等）联合起破坏作用。

2. 全身背景

有一些早期研究表明本病患者有周缘血的中性粒细胞和（或）单核细胞的趋化功能降低，有的学者报道白细胞的吞噬功能也有障碍，这种缺陷带有家族性，患者的同胞中有的也可患 LAgP，或虽未患牙周炎，却也有白细胞功能缺陷。然而，这些异常主要集中在美国的黑人局限型青少年牙周炎患者。英国学者对欧洲白种人患者的研究未发现白细胞趋化异常。我国较大样本的研究也未发现外周血的中性粒细胞和单核细胞趋化功能异常。

LAgP 存在家族聚集性。有家系研究显示，AgP 先证者的家属中患 AgP 的概率明显增高，可能和遗传基因有关。近年来对 LAgP 患者的基因多态性有大量研究报道，但由于样本量和对照不足、诊断标准不统一、检测方法不同等原因，尚缺乏一致的科学结论。正像很多慢性病一样，AgP 是多因素、多基因的复杂疾病，不可能用某单一危险因素概括所有 AgP 的病例，而每一个病例可能是不同的基因与环境、生活方式、局部因素等共同作用的结果。宿主自身的易感因素可降低宿主对致病菌的防御力和组织修复力，也可加重牙周组织的炎症反应和破坏。

Gottlieb 曾提出本病的原因是牙骨质的不断形成受到抑制，妨碍了牙周膜纤维附着于牙体。此后有少量报道发现局限型青少年牙周炎患者的牙根尖而细，牙骨质发育不良，甚至无牙骨质，不仅已暴露于牙周袋内的牙根如此，在其根方尚有牙周膜附着的、未暴露于牙周袋内的牙根也有牙骨质发育不良，说明这种缺陷不是疾病的结果，而是发育中的问题。国内也有研究显示，AgP 患者有较多的牙根形态异常（如锥形根、弯曲根、冠根比过大和融合根等），且牙根形态异常的牙齿其牙槽骨吸收程度重，牙根形态异常的牙数与重度骨吸收牙数呈正相关。

（四）病理

LAgP 的组织病理学及免疫病理学变化与慢性牙周炎无明显区别，均以慢性炎症为主，只是患者的易感度不同。免疫组织化学研究发现本病牙龈结缔组织内仍以浆细胞浸润为主，但其中产生 IgA 的细胞少于慢性牙周炎者，游走到牙周袋上皮内的中性粒细胞数目也较少。电镜观察到在牙周袋壁上皮、牙龈结缔组织甚至牙槽骨的表面可有细菌入侵，主要为革兰阴性菌及螺旋体。

（五）临床特点

1. 年龄和性别

发病一般开始于青春期前后（有文献报道 11~13 岁），因早期无明显症状，患者就诊时常已 20 岁左右，所以本病难以确定始发年龄。女性多于男性，但也有学者报道性别无差异。本病也可发生在青春期前的乳牙列。

2. 牙周组织破坏程度与局部刺激物的量不成比例

这是本病一个突出的表现。患者的菌斑、牙石量很少，牙龈表面的炎症轻微，但却已有深牙周袋和牙槽骨破坏。牙周袋内有菌斑、牙石，而且有探诊后出血，晚期还可以发生牙周脓肿。

3. 好发牙位

典型的 LAgP 患牙局限于第一恒磨牙和上下颌切牙，多为左右对称。但早期的患者不一定波及所有的切牙和第一磨牙。1999 年分类法规定，LAgP 的特征是"局限于第一恒磨牙或切牙的邻面有附着丧失，至少波及两个恒牙，其中一个为第一磨牙。其他患牙（非第一磨牙和切牙）不超过两个"。

4. X 线片的典型表现

牙槽骨吸收局限于第一恒磨牙和切牙。第一磨牙的邻面有垂直型骨吸收，若近远中均有垂直型骨吸收则形成"弧形吸收"，在切牙区由于牙槽间隔窄，一般表现为水平型骨吸收（图 6-2）。

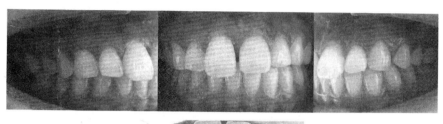

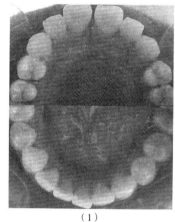

（1）

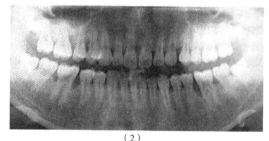

（2）

图 6-2 局限型侵袭性牙周炎

（1）患者女，16 岁，前牙出现间隙并伸长、后牙咬硬物无力 6 个月。口腔卫生良好，仅在 11 探及龈下牙石，牙龈粉红，形态未见异常。11、16、36、46 探诊深度 6~8 mm，BI 3~4，其余探诊深度 <3 mm。（2）16、36、46 牙槽骨角型吸收达根长的 1/3~1/2，11 牙槽骨吸收达根长 1/3。

5. 病程进展快

本病发展很快，Baer 估计本型患者的牙周破坏速度比慢性牙周炎快 3~4 倍，在 4~5 年内，牙周附着破坏可达 50%~70%，患者常在 20 岁左右即已须拔牙或牙自行脱落。但真正确定病变是否快速进展，需要根据患者不同时期连续的检查记录才能确定。一部分患者牙周破坏的进展可自限。

6. 早期出现牙齿松动和移位

在炎症不明显的情况下，患牙可出现松动，咀嚼无力。切牙可向唇侧远中移位，呈扇形散开排列，出现牙间隙，多见于上颌切牙。后牙可出现不同程度的食物嵌塞。

7. 家族聚集性

患者健康，无全身疾病，家族中可有多代、多人患本病，患者的同胞有 50% 的患病概率，说明有较强的遗传背景。有人认为是 X 连锁性遗传或常染色体显性遗传（隐性遗传）等。但也有一些学者认为可能是由于牙周致病菌在家庭成员中的传播所致。符合上述标准的典型的 LAgP 诊断不难，但临床上此型很少见。

LAgP 患者并非每人都具备上述全部特征。2018 年牙周病新分类虽然否定其作为独立疾病，但还是指出有一些患者具有发病早、患牙位置局限，以及快速进展的特点，还有 PMN 和巨噬细胞的高活性、抗体反应增强、特殊菌群存在于龈下很薄的生物膜中、家族聚集倾向、种族等特点。目前虽不足以将其定为独立疾病，但值得深入研究。

二、广泛型侵袭性牙周炎

广泛型侵袭性牙周炎（generalized aggressive periodontitis，GAgP）主要发生于 30 岁以下的年轻人，但也可见于 30 岁以上者。其受累的患牙广泛，1999 年分类法规定其特征为"广泛的邻面附着丧失，侵犯第一磨牙和切牙以外的牙数在三颗以上"。广泛型和局限型究竟是两个独立的类型，抑或前者是局限型发展和加重的结果，尚不能肯定。但有一些研究结果支持二者为同一疾病不同阶段的观点。例如：①局限型以年幼围青春期者较多，而广泛型多为 30 岁左右的青年人，患牙数目增多而呈广泛型；②局限型患者血清中的抗 Aa 特异抗体水平明显地高于广泛型患者，起保护作用的 IgG_2 亚类水平也高于广泛型，可能机体对致病菌所产生的免疫反应使 LAgP 的感染局限，而 GAgP 患者的特异抗体反应较弱，使病变扩大；③有些 GAgP 患者的第一磨牙和切牙病情较其他患牙为重，且有典型的"弧形吸收"表现，提示这些患者可能由局限型病变发展而来。然而，1999 年分类法提出的"对病原菌的血清抗体反应较弱是 GAgP 的特异性表现"在国内的数项研究中并未得到证实。国内近期的研究显示，切牙—磨牙型 AgP 患者抗 Aa 血清 c 型抗体滴度与非切—磨牙型 AgP 患者无显著性差异。这可能与 Aa 不是国人的主要致病菌有关。近来有学者提出局限型和广泛型可能是同一种疾病的不同表型，或者说不同类型的 AgP 具有共同的临床表征。

（一）临床特点

（1）GAgP 通常发生于 30 岁以下者，但也可见于年龄更大者。

（2）1999 分类法的定义为"广泛的邻面附着丧失，累及除切牙和第一磨牙以外的恒牙至少三颗"，实际上 GAgP 通常累及全口大多数牙。

（3）有严重而快速的附着丧失和牙槽骨破坏，牙龈有明显的炎症，呈鲜红色，并可伴有龈缘区肉芽性增殖，易出血，可有溢脓。但某些病例可有阵发的静止期。

（4）多数患者有大量的菌斑和牙石，也可较少。

（5）一般患者对常规治疗如刮治和全身药物治疗有明显的疗效，但也有少数患者经任何治疗都效果不佳，病情迅速加重直至牙齿丧失（图 6-3）。

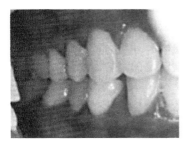
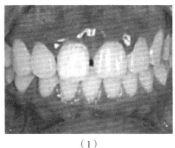
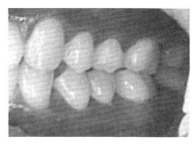

（1）

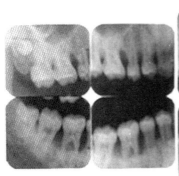
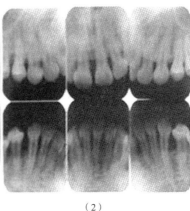
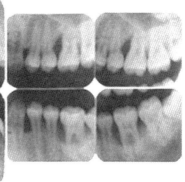

（2）

图 6-3　广泛型侵袭性牙周炎

（1）患者女，18 岁，刷牙出血 3 年牙龈红肿，邻面深袋 6~10 mm，多个牙松动。上颌中切牙有间隙。父母均有重度牙周炎。（2）牙槽骨不同程度广泛吸收，以第一磨牙和切牙为重，除此以外的患牙超过 3 颗。

临床上常以年龄（35 岁以下）和全口大多数牙的重度牙周破坏，作为诊断 GAgP 的标准，也就是说牙周破坏程度与年龄不相称。但必须明确的是，并非所有年轻患者的重度牙周炎均可诊断为本病，应先排除一些明显的局部和全身因素。①是否有严重的错𬌗导致咬合创伤，加速了牙周炎的病程。②是否曾接受过不正规的正畸治疗，或在正畸治疗前未认真治疗已存在的牙周病。③有无食物嵌塞、邻面龋、牙髓及根尖周病、不良修复体等局部促进因素，加重了菌斑堆积和牙龈的炎症。④有无伴随的全身疾病，如糖尿病、白细胞功能缺陷、HIV 感染等。上述①~③的存在可以加速和加重慢性牙周炎的牙槽骨吸收和附着丧失；如有④中所述的情况则应列入反映全身疾病的牙周炎中，其治疗也不仅限于口腔科。如有条件检测患者外周血的中性粒细胞和单核细胞的趋化、吞噬功能，血清特异 IgG_2 水平或微生物学检测，则有助于诊断。阳性家族聚集史也有助于诊断本病。

（二）诊断

牙周炎是一组病理变化相似而临床表现有不同特点的疾病。各类型之间的共同点是它们都是由牙菌斑生物膜（虽然菌斑中的微生物构成和它们的致病机制很不同）激惹起那些易感的个体（虽然易感的因素不尽相同）的免疫炎症反应，导致牙周软硬组织的破坏（机制和背景不同）所形成的复杂疾病。至今对各型牙周炎的发生和发展机制仍不完全清楚，1999 年的分类标准又有相当部分的重叠和自相矛盾处，因此 2017 年研讨会认为，从病理生理学角度来看慢性牙周炎和 AgP 均由牙菌斑生物膜引起炎症，其结局也相同，即导致骨吸收和附着丧失。在现阶段，建议取消侵袭性和慢性的名称，而将其归并为单一的牙周炎，进一步根据病情严重程度以及治疗复杂度来分期和根据病情加重的风险以及对治疗的反应来分级。临床诊断在很大程度上还有赖于对患者病史的了解以及各种常规检查和特异检查的综合分析和判断。

在依旧使用 1999 年分类法时，要注意：典型的 LAgP 虽然罕见，但相对容易诊断，而 GAgP 则临床表现多变，有时难以和重症广泛型慢性牙周炎鉴别。应根据具体患者的综合情况来分析。①青少年患者诊断为 AgP 时，应排除明显的局部或全身因素的影响。②我国的独生子女家庭中，判断家族聚集性的难度增加。③有些广泛的重度牙周病变患者，虽然年龄超过 30 岁，但若伴有切牙—磨牙区加重的表现，则支持 GAgP 的诊断，因为它可能由 LAgP 发展而来。有学者主张，在作出 GAgP 的诊断前，应先排除重症广泛型慢性牙周炎。实际上两者的治疗原则和基本手段相差不多，而对于侵袭性患者应采取更为积极和彻底的综合治疗手段，例如辅用抗生素，更严格的维护治疗等。主要应针对每位患者的病情来制订个性化的治疗计划。

总之，不管各种牙周病分类法如何变更病名，各型牙周炎的基本病理生理改变是基本相似和不会随着命名而改变的。临床上对年轻的重度牙周炎患者应抓住早期诊断这一环，以免延误治疗。如果一位年轻患者的菌斑、牙石等刺激物不多，炎症不明显，但发现有少数牙松动、移位或邻面深袋，局部刺激因子与病变程度不一致等，应引起高度重视。重点检查其切牙及第一磨牙邻面，并拍摄 X 线片，殆翼片有助于发现早期病变。有条件时，可做微生物学检查发现牙周致病菌或检查中性粒细胞有无趋化和吞噬功能的异常，有助于本病的诊断。早期诊断及治疗对保留患牙极为重要。对年轻牙周炎患者的同胞进行牙周筛查，也有助于早期发现其他病例。

（三）治疗

1. 首要的治疗是彻底消除感染

牙周炎是由牙菌斑生物膜引起的牙周支持组织的慢性炎症和持续破坏。虽然临床表现可以有差异，但洁治和龈下刮治是各型牙周炎必不可少的基础治疗。大多数患者在规范的基础治疗后有较好的疗效，Aa、牙龈卟啉单胞菌等主要致病菌明显减少，病变可转入静止期。但有些深牙周袋不易清除菌斑，加上 Aa 可入侵牙周组织，在基础治疗结束后 4~12 周复查时，根据检查所见和需要，可以再次龈下刮治或翻瓣手术清除入侵组织的微生物。

2. 抗菌药物的应用

AgP 病原微生物的控制，不只是减少菌斑的数量，更重要的是改变龈下菌群的组成。一些学者报道，刮治术后一些入侵牙龈中的细菌仍然残留，它们容易重新在牙面定植，使病变复发。此时，在洁治和刮治后辅助服用抗菌药物可能取得优于单纯刮治的效果。Guerreto 等报道 AgP 患者在全口龈下清创后即刻口服甲硝唑和阿莫西林 7 天，与只接受龈下清创者对照。6 个月后服药组的深牙周袋效果好于不服药的对照组，而对浅牙周袋的效果则不明显。2008 年第 6 次欧洲牙周研讨会共识报告也表明单独服用抗菌药的效果不如龈下刮治。考虑到牙菌斑生物膜对细菌有保护作用，在需要辅助用药时，建议在机械治疗或手术治疗后立即口服甲硝唑和阿莫西林，此时龈下菌斑的数量最少且生物膜也已被破坏，能发挥药物的最大疗效。理想的情况下，应先检查龈下菌斑中的微生物，有针对性地选用药物，在治疗后1~3个月时再复查龈下微生物，以判断药物的疗效。文献报道在龈下清创术后的深牙周袋内放置缓释的抗菌制剂也可减少龈下菌斑的重新定植，减少病变的复发。须要强调的是：抗菌药物无论是全身或局部使用、无论在刮治后即时使用或以后应用，都只能是作为龈下刮治和根面平整的辅助治疗而不能替代之。

3. 调整机体防御功能

宿主对细菌感染的防御反应在 AgP 的发生、发展方面起重要的作用，近年来人们试图通过调节机体的免疫和炎症反应过程来减轻或治疗牙周炎。例如，亚抗菌剂量的多西环素不具有抗菌作用，却可抑制胶原酶，减轻牙周支持组织的破坏。非甾体抗炎药可抑制花生四烯酸产生前列腺素，抑制骨吸收，这些均有良好的应用前景。中医学强调全身调理，国内有些学者报道用六味地黄丸为基础的补肾固齿丸（膏），在牙周基础治疗后服用数月，可明显减少复发率；服药后，患者的白细胞趋化和吞噬功能以及免疫功能也有所改善。吸烟是牙周炎的危险因素，应劝患者戒烟。还应探索发现有无其他全身因素及宿主防御反应方面的缺陷。

4. 正畸治疗

牙周炎病情不太重而有患牙移位、倾斜的患者，可在炎症控制后，用正畸方法将患牙复位排齐。但正畸过程中务必加强菌斑控制和牙周病情的监控，加力也宜轻缓。

5. 定期维护，防止复发

GAgP 治疗后较易复发（国外学者报道复发率约为1/4），疗效能否长期保持取决于患者自我控制菌斑的依从性和维护治疗的措施，也就是说定期的监测和必要的后续治疗是保持长期疗效的关键。根据每位患者菌斑和炎症的控制情况，确定个体化的复查间隔期。开始时约为每1~2个月1次，半年后若病情稳定可逐渐延长间隔期。复查时若发现有复发或加重的牙位，应重新全面评价局部和全身的危险因素和促进因子，并制定相应的治疗措施，如必要的再刮治、手术或用药等。

（樊　虹）

第三节　反映全身疾病的牙周炎

在 1989 年制定的牙周炎分类法中，有一项"伴有全身疾病的牙周炎"。它是指一组伴有全身性疾病、有严重而迅速破坏的牙周炎。1999 年和 2018 年的牙周病分类法基本保留了此范畴，而将名称改为"反映全身疾病的牙周炎"。这个改动似乎更强调它所涵盖的是一组以牙周炎作为其突出表征之一的全身疾病，而不仅仅是"相伴"或牙周炎受某些全身因素的影响而改变病情，例如内分泌、药物等对牙周病的影响。现已知道，过去大多数被诊断为广泛型青春前期牙周炎的患儿实际上都患有某种全身疾病，这些疾病能影响患者对细菌的抵抗力，因而大大增加了牙周炎的易感性。这些全身疾病包括白细胞黏附缺陷、先天性原发性免疫缺陷、周期性中性粒细胞减少症、慢性中性粒细胞缺陷、掌跖角化—牙周破坏综合征、低磷酸酯酶症、朗格汉斯细胞组织细胞增生症（Langerhans' cell histiocytosis, LCH）、粒细胞缺乏症、白血病、糖尿病、唐氏综合征、埃勒斯—当洛斯综合征（Ehlers-Danlos syndrome）和 Chédiak-Higashi 综合征等。新分类法将患有这些疾病的牙周炎归类为"反映全身疾病的牙周炎"。

如上所述，属于本范畴的牙周炎主要有两大类，即血液疾病（白细胞数量和功能的异常等）和遗传性疾病。本节重点介绍一些重要的相对常见的全身疾病在牙周组织的表现。

一、掌跖角化—牙周破坏综合征

掌跖角化—牙周破坏综合征又名 Papillon-Lefevre 综合征。其特点是手掌和脚掌部位的皮肤过度角化、皲裂和脱屑，牙周组织严重破坏，故得名掌跖角化—牙周破坏综合征。有的病例还伴有硬脑膜的异位钙化。本病较罕见，人群中的患病率约为 1/1 000 000 ~ 4/1 000 000。

（一）病因

对本病患者的龈下菌斑培养发现菌群与慢性牙周炎的龈下菌群相似，而不像青少年牙周炎。在牙周袋近根尖区域有极大量的螺旋体，在牙骨质上也黏附有螺旋体，曾有学者报道发现有支原体的小集落形成。有学者报道患者血清中有抗 Aa 抗体，牙周袋内也分离出该菌。

本病为遗传性疾病，属于常染色体隐性遗传。父母不患此病，但可能为血缘婚姻（约占23%），双亲必须均携带常染色体基因才使其子女患本病。患者的同胞也可患本病，男女患病概率均等。国内外均有学者报道本病患者的中性粒细胞趋化功能降低。有研究报道本病与角质素基因的突变有关。最近的研究显示，组织蛋白酶 C 基因的突变可能是掌跖角化—牙周破坏综合征的致病基础。组织蛋白酶 C 是一种含半胱氨酸蛋白酶，它的主要功能是降解蛋白和活化一些酶原物质，例如它对于来源于骨髓和淋巴系统的一些细胞中的丝氨酸蛋白酶的活化有重要作用，而这种蛋白酶包含在很多免疫和炎症反应过程中，包括细菌的吞噬破坏、局部细胞因子和其他炎症介质的活化和去活化。

（二）病理

与慢性牙周炎无明显区别。牙周袋壁有明显的慢性炎症，主要为浆细胞浸润，袋壁上皮内几乎见不到 PMN。破骨活动明显，成骨活动很少。患牙根部的牙骨质非常薄，有时仅在根尖区存在较厚的有细胞的牙骨质。X 线片见牙根细而尖，表明牙骨质发育不佳。

（三）临床表现

皮损及牙周病变常在 4 岁前共同出现，有学者报道可早在出生后 11 个月发生。皮损包括手掌、足底、膝部及肘部局限性的过度角化及鳞屑、皲裂，有多汗和臭汗。约有 1/4 患者易有身体其他处感染。患儿智力及身体发育正常。

牙周病损在乳牙萌出不久即发生，有深牙周袋，炎症严重，溢脓、口臭，牙槽骨迅速吸收，5~6 岁时乳牙即相继脱落，创口愈合正常。待恒牙萌出后又按萌出的顺序相继发生牙周破坏，常在 10 多岁时即自行脱落或拔除。有的患者第三磨牙也会在萌出后数年内脱落，有学者则报道第三磨牙不受侵犯（图 6-4、图 6-5）。

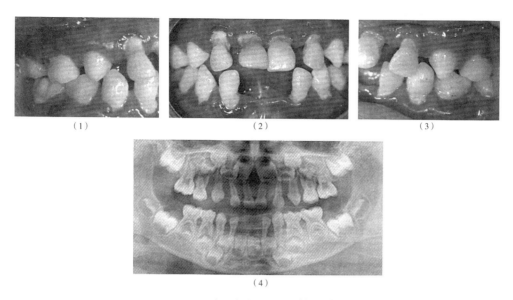

（1） （2） （3）

（4）

图6-4 掌跖角化—牙周破坏综合征

（1） ~ （3）患儿，女，4岁，初诊时牙周情况临床照片示乳下前牙早失，余牙重度牙周炎表现；（4） X线片示几乎所有的乳牙都有牙槽骨中、重度骨吸收。

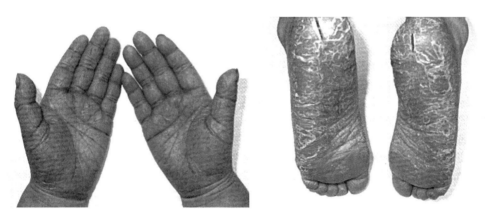

图6-5 掌跖角化—牙周破坏综合征的皮肤损害
患儿，女，4岁

（四）治疗

本病对常规的牙周治疗效果不佳，患牙的病情继续加重，往往导致全口拔牙。有学者报道对幼儿可将其全部已患病的乳牙拔除，当恒切牙和第一恒磨牙萌出时，再口服10~14天抗生素，可防止恒牙发生牙周破坏。若患儿就诊时已有恒牙萌出或受累，则将严重患牙拔除（也有人主张将已萌出的恒牙全部拔除），重复多疗程的口服抗生素，同时进行彻底的局部牙周治疗，每2周复查和洁治一次，保持良好的口腔卫生。在此情况下，有些患儿新萌出的恒牙可免于罹病。这种治疗原则的出发点是基于本病是 Aa 或其他致病微生物的感染，而且致病菌在牙齿刚萌出后即附着于牙面。在关键时期（如恒牙萌出前）消除一切患牙，造成不利于致病菌生存的环境，以防止新病变的发生。这种治疗原则取得了一定效果，但病例尚少，须长期观察，并辅以微生物学研究。患者的牙周病损控制或拔牙后，皮损仍不能痊愈，但可略减轻。国内曾有学者报道 1 例男性患儿，在 3 岁时就诊发现牙龈经常肿痛、溢脓，口臭，牙齿松动，随后 2 年内因乳牙松动先后拔除 11 颗，后经 12 年的牙周积极治疗即良好的菌斑控制贯穿于整个治疗过程；在牙周急性炎症期，及时给予有效的抗生素控制感染；长时间服用补肾固齿丸，调节患者免疫功能，提高抗病能力；服用低剂量非类固醇类抗炎药阿司匹林，减轻牙周炎症。患儿恒牙萌出后 16 岁时检查显示：除第一磨牙有轻度牙周附着丧失外，其他恒牙未见明显附着丧失。患者口腔卫生状况良好，牙龈色、质、形态正常，探诊无出血，牙齿无松动，咬合关系良好，咀嚼功能正常，但皮肤损害未见改善。

二、唐氏综合征

唐氏综合征（Down syndrome）又名 21-三体综合征，为一种由染色体异常所引起的先天性疾病，分为标准型、易位型和嵌合型三型。唐氏综合征的发病率与母亲的年龄有关。据调查母亲年龄越大发病率越高，究其原因可能是由于卵细胞在母体内减数分裂过程较长，卵子老化，且受环境因素的影响，易产生染色体的不分离。

（一）病因

患者的龈下菌斑细菌与一般牙周炎患者并无明显区别，有学者报道产黑色素拟杆菌群增多。牙周病情的快速恶化可能与细胞介导和体液免疫缺陷以及吞噬系统缺陷有关，如 PMN 的趋化功能低下，也有报道白细胞的吞噬功能和细胞内杀菌作用也降低。

（二）临床表现

患者有发育迟缓和智力低下。约 1/2 患者有先天性心脏病，约 15% 患儿于 1 岁之前夭折。面貌特征为面部扁平，眶距增宽，鼻梁低宽，颈部短粗。常有上颌发育不足、萌牙较迟、错殆畸形、牙间隙较大、系带附着位置过高等。几乎 100% 患者有严重的牙周炎，且其牙周破坏程度远超过菌斑、牙石等局部刺激的量。全口牙齿均有深牙周袋及炎症，下颌前牙较重，有时可有牙龈退缩，病情迅速加重，有时可伴坏死性龈炎。乳牙和恒牙均可受累。

（三）治疗

对本病无特殊的治疗。彻底的牙周基础治疗和认真控制菌斑，可减缓牙周破坏。但由于患儿智力低下，常难以坚持治疗。

三、家族性和周期性中性粒细胞减少症

家族性和周期性中性粒细胞减少症是一种罕见的血液系统疾病，美国医师 Leale 于 1910 年首先报道。这种疾病的特征是中性粒细胞周期性减少，粒细胞减少期一般持续 3~10 天，周期为 21 天左右。

（一）病因

本病病因不明，有学者报道此病具有家族性，为常染色体显性遗传；也有人认为是常染色体隐性遗传，与基因的缺陷有关，但只有 1/3 病例有家族史。此外，也有特发和散发的报道。大多数患者在婴幼儿期发病，但也有于成年期发病的。患者的男女比例无明显差别。

（二）临床表现

在婴幼儿期就开始反复出现发热、食欲减退、咽炎、细菌感染等症状，几乎所有患者都有口腔表现，常伴有唇、舌、颊侧黏膜和牙龈反复发作的溃疡及皮肤、胃肠道和泌尿生殖系统溃疡，症状的出现与粒细胞的减少相一致。患者的牙周病损可累及乳牙列和恒牙列。典型病例表现为快速破坏的牙周炎，牙龈红肿出血，牙周袋形成，牙槽骨广泛吸收，牙齿松动，最终导致牙齿早失。患者牙周组织破坏的程度高于因口腔卫生不良而导致组织破坏的慢性牙周炎患者，有时伴有乳牙和年轻恒牙牙龈的重度退缩。还有些患者可发生不典型的溃疡性龈炎，并伴有牙龈瘀斑。在两个粒细胞缺乏期之间，牙龈炎症减轻。

（三）辅助检查

1. 血常规检查

显示粒细胞计数呈慢性周期性波动，计数低谷为零至低于正常，且持续 3~10 天；在粒细胞减少期常伴有单核细胞、网织细胞的数目增多和血小板计数减少。

2. 骨髓穿刺术

显示粒细胞减少和前骨髓晚幼粒细胞减少，不但表现为粒细胞增生低下，且有成熟停滞，但骨髓变化有时与外周血不一致。

（四）治疗

1. 牙周治疗

（1）口腔卫生指导：强化刷牙和建议每天用牙线；在粒细胞减少期，由于口腔溃疡和牙龈肿痛，可以暂时用 0.12%~0.2%氯己定漱口水代替机械性菌斑控制。

（2）牙周基础治疗和定期维护：在粒细胞恢复期进行专业的菌斑清除比较理想，同时可局部应用米诺环素作为辅助治疗，尤其是在粒细胞减少期能取得较好的效果。

（3）一般不建议手术，因为易发生术后感染，但也有龈切术去除深牙周袋的报道。

2. 全身治疗

抗生素控制全身感染；请血液病专家提出治疗方案，如注射粒细胞集落刺激因子促进粒细胞的生成或脾切除减少粒细胞在脾的滞留。

四、粒细胞缺乏症

粒细胞缺乏症又称恶性中性粒细胞减少症，是继发性粒细胞减少症。在儿童中少见，主要见于 25 岁以上成人，由循环粒细胞突然减少引起。

（一）病因

50%的发病者有用药史，有些病因不明，也有先天性发生者。中性粒细胞减少可能由骨髓中性粒细胞产生减少引起，或是脾或白细胞凝集引起周围中性粒细胞的破坏增加所致。不同的药物以不同的作用方式引起白细胞减少，如由免疫机制通过白细胞凝集引起周围白细胞的破坏，氯丙嗪以毒性剂量直接作用于骨髓。已知与粒细胞减少有关的药物有镇痛药、吩噻嗪、磺胺、磺胺衍生物、抗甲状腺素药、抗癫痫药、抗组胺药、抗菌药、咪唑类等。其他因素如某些细菌、病毒、立克次体、原虫、支原体等感染，放射线照射，系统性红斑狼疮、类风湿关节炎等免疫性疾病，原发性或继发性脾肿大、脾功能亢进，造血系统疾病如白血病、再生障碍性贫血等，均可引起继发性粒细胞减少症。

（二）临床表现

口腔病损是粒细胞缺乏症的重要症状。牙龈可出现多处溃疡或坏死病损。本病损与坏死性龈炎不同，并不局限于龈乳头尖或附着龈，可见于口腔其他部位如扁桃体和腭。口腔病损伴有剧烈疼痛，存在坏死组织时呼吸有恶臭味。非特异性的系统反应有寒战、不适、高热、喉痛和头痛。

（三）辅助检查

白细胞总数<2 000/mm³，几乎无多形核白细胞。红细胞和血小板计数在正常范围。骨髓显示缺乏粒细胞和浆细胞，但淋巴细胞和网织细胞可增加。

（四）治疗

药物引起的本病虽然表现为急症，但预后较好，停药后大部分可恢复。牙周治疗和全身治疗同周期性白细胞缺乏症。

五、白细胞功能异常

龈炎和牙周炎的主要病因是微生物感染，机体完善的防御反应起着平衡和调节的作用，使个体免于发病或长期处于龈炎而不发展为牙周炎，或处于牙周炎的静止期。当菌斑中的微生物改变或机体的防御能力下降时，牙周炎便发生或进入活动进展期。PMN 是机体抵御细菌感染的第一道防线，在牙周炎的结缔组织、结合上皮、牙周袋内壁上皮和牙周袋内均有大量的 PMN 以及其他防御细胞。因此，当 PMN 功能异常时，牙周炎的发生便不足为奇了。此类疾病多为遗传性疾病。

白细胞行使功能包括如下步骤：白细胞的贴壁及黏附于血管壁，移出管壁并趋化至感染部位，识别并吞噬细菌，最后在细胞内将细菌杀死和消化。上述任何功能的削弱均会妨碍对菌斑微生物的抵抗，从而增加牙周炎的发生率和严重程度。

（一）白细胞黏附缺陷病

白细胞黏附缺陷病（leukocyte adhesion deficiencies，LAD）是一种少见的遗传性疾病，目前记录在案的患者不足 100 人。患者常出现在近亲结婚的家族中。临床常表现为发生于皮肤、黏膜的反复性细菌性感染，无脓肿形成，组织愈合差，病变的严重程度取决于白细胞黏附分子的表达水平，表达越低病变往往越严重。除表面黏附分子与该病有关外，细胞活化通路有无缺陷也与该病有关。

LAD 分为两型：Ⅰ型常染色体疾病（位于 21q22.3），特征为缺乏白细胞整合素、白细胞功能相关抗原-1（leukocyte function-associated antigen-1，LFA-1）和 p150/95 的 β_2 亚单位（CD_{18}），此种缺陷非常明显，患者的白细胞整合素水平不足正常值的 6%。纯合子表现为弥漫型青春前期牙周炎，可影响乳牙列和恒牙列，而杂合子则青春前期的牙周状况正常。Ⅱ型为选择素—配体缺陷。此型患者易患复发性细菌感染、中性粒细胞增多症和重度早发性牙周炎。

（二）白细胞趋化和吞噬功能异常

Down 综合征的牙周组织破坏可能与 PMN 的趋化功能低下有关，也有学者报道该病白细胞的吞噬功能和细胞内杀菌作用也降低。掌跖角化—牙周破坏综合征患者牙周组织的严重破坏可能与中性粒细胞的趋化功能抑制有关。此外，非洲裔的 AgP 患者中常有这些功能异常中的一种或数种。

六、糖尿病

糖尿病是与多种遗传因素有关的内分泌异常。由于胰岛素的生成不足、功能不足或细胞表面缺乏胰岛素受体等机制，引起患者的血糖水平升高，糖耐量降低。糖尿病与牙周病有着密切的关系，这是人们长期研究的课题。早期的研究由于研究对象的糖尿病类型及病情控制情况不一致、牙周诊断指标不统一等原因，使各研究的结论不易比较。近年来，由于有严格设计、较大样本的临床及基础研究，得出较明确的结论。临床对照研究结果表明，在局部刺激因素相似的情况下，糖尿病患者的牙周病发生率及严重程度均大于无糖尿病者。有人提出将牙周炎列为糖尿病的第 6 个并发症。糖尿病本身并不引起牙周炎，而是由于该病的基本病理变化，如小血管和大血管病变、免疫反应低下、PMN 功能低下、胶原分解增加而合成减少等，在引起肾、视网膜和神经系统病变之外，也可使牙周组织对局部致病因子的抵抗力下降，因而破坏加重、加速。大量流行病学研究表明糖尿病患者的牙周炎范围和程度均高于无糖尿病者。一项多因素分析的结果在校正了年龄、性别、口腔卫生等干扰因素后显示，糖尿病患者患牙周炎的危险性要比无糖尿病者高 2.8~3.4 倍。2 型糖尿病是仅次于年龄、牙结石的第三位牙周炎危险因素。

在 1999 年的牙周病分类研讨会上，专家们认为糖尿病可以影响牙周组织对细菌的反应。他们把"伴糖尿病的龈炎"列入"受全身因素影响的菌斑性牙龈病"中，然而在"反映全身疾病的牙周炎"中却未列入糖尿病。事实上，临床上看到糖尿病主要影响牙周炎的发病和进程，尤其是血糖控制不良的患者，其牙周组织的炎症较重，龈缘红肿呈肉芽状增生，易出血和发生牙周脓肿，牙槽骨破坏迅速，导致深牙周袋和牙松动。血糖控制后，牙周炎的情况会有所好转。近年来，国内外均有报道，彻底有效的牙周治疗可使糖尿病患者的糖化血红蛋白显著降低，胰岛素的用量减少。这从另一方面支持牙周炎与糖尿病的密切关系。2018年牙周病新分类将糖尿病明确列为 C 级（快速进展）和 B 级（中度进展）牙周炎的危险因素，血糖控制不佳的糖尿病将促进牙周炎的病程。

七、艾滋病

AIDS 的全称为获得性免疫缺陷综合征，在受到 HIV 感染后，血清可以呈现对 HIV 的抗体阳性，但临床上尚无症状。此阶段为 HIV 携带者，从感染到发病的潜伏期可持续数年乃至 10 年。约有 30% 的 AIDS 首先在口腔出现症状，其中不少症状位于牙周组织。关于牙周病变的发生率尚缺乏一致的报道。

（一）病因

HIV 感染者由于全身免疫功能降低，容易发生口腔内的机会性感染，包括真菌、病毒、细菌等。不少研究表明 HIV 阳性者的龈炎或牙周炎处的微生物与 HIV 阴性者无明显差别，主要为 Aa、牙龈卟啉单胞菌、中间普氏菌和具核梭杆菌等。龈下菌斑中白念珠菌的检出率显著高于非 HIV 感染的牙周炎患者。对本病患者的牙周炎使用抗生素和龈下刮治有效，也支持微生物为主要病原。

（二）临床表现

Winkler 等在 1987 年首先报道 AIDS 患者的牙周炎，患者在 3~4 个月内牙周附着丧失可达 90%。目前认为与 HIV 有关的牙周病损有以下 3 种。

1. 线形牙龈红斑（linear gingival erythema，LGE）

在龈缘处有明显的鲜红的宽 2~3 mm 的红边，在附着龈上可呈瘀斑状，极易出血。对常规治疗反应不佳。此阶段一般无牙槽骨吸收。近年来已知 LGE 与口腔白念珠菌感染有关。对 LGE 的发生率报道不一，有较高的诊断意义，可能为 NUP 的前驱。但此种病损也偶见于非 HIV 感染者，需仔细鉴别。

2. 坏死性溃疡性龈炎（necrotizing ulcerative gingivitis，NUG）

AIDS 患者所发生的 NUG 临床表现与非 HIV 感染者十分相似，但病情较重，病势较凶。需结合血清学等检查来鉴别。

3. 坏死性溃疡性牙周炎（necrotizing ulcerative periodontitis，NUP）

它可能是由于患者抵抗力极度低下而从 NUG 迅速发展而成，也可能是在原有的慢性牙周炎基础上，NUG 加速和加重了病变。在 HIV 感染者中，NUP 的发生率为 4%~10%。NUP 患者的骨吸收和附着丧失特别重，有时甚至有死骨形成，但牙龈指数和菌斑指数并不一定高。换言之，在局部因素和炎症并不太重，而牙周破坏迅速，且有坏死性龈病损的特征时，应引起警惕，注意寻找其全身背景。最近有学者报道 NUP 与机体免疫功能的极度降低有关，T 辅助细胞（CD_4^+）的计数与附着丧失程度呈负相关。正常人的 CD_4^+ 计数为 600~1 000/mm³，而 AIDS 合并 NUP 的患者则明显降低，可达 100/mm³ 以下，此种患者的短期死亡率较高，严重者还可发展为坏死性溃疡性口炎。

AIDS 在口腔中的表现还有毛状白斑、白念珠菌感染、复发性溃疡等，晚期可发生卡波西肉瘤，其中约有 1/2 可发生在牙龈上，必要时可做病理学检查证实。

如上所述，LGE、NUG、NUP、白念珠菌感染等均可发生于正常的无 HIV 感染者或其他免疫功能低下者。因此，不能仅凭上述临床症状就作出 AIDS 的诊断。口腔科医师的责任是提高必要的警惕，对可疑的病例进行恰当和必要的化验检查以及转诊。

（三）治疗

NUG 和 NUP 患者均可按常规进行牙周治疗，如局部清除牙石和菌斑，全身给予抗菌药，首选为甲硝唑 200 mg，每天 3~4 次，共服 5~7 天，它比较不容易引起继发的真菌感染。还需使用 0.12%~0.2% 氯己定含漱液，它对细菌、真菌和病毒均有杀灭作用。治疗后，疼痛常可在 24~36 小时内消失。线形牙龈红斑（LGE）对常规牙周治疗的反应较差，难以消失，常须全身使用抗生素。

（朱颐馨）

第七章

口腔颌面部感染

口腔颌面部感染是因致病微生物侵入颌面部软、硬组织并繁殖，而引起机体的一系列炎症反应。口腔颌面部的生理解剖结构特点，感染的发生、发展和预后有其特殊性。

口腔颌面部位于消化系统与呼吸系统的起始部，有丰富的淋巴和血液循环。口腔、周围各腔隙以及口腔组织固有的特殊解剖结构和温湿度环境，均有利于细菌的滋生与繁殖。牙齿发生龋病、牙髓病、根尖病及牙周病时，如未得到及时、有效的控制，病变继续发展，会引起与之相连的牙槽骨、颌骨及颌周软组织的炎性改变。另外，面部皮肤大量的毛囊、皮脂腺、汗腺也有利于细菌的寄居和繁殖，口腔颌面部还存在许多潜在、相连、富含疏松结缔组织的筋膜间隙，其上达颅底，下至纵隔。此外，面颈部有丰富的淋巴结，当机体受到内外因素的影响，导致全身抵抗力下降时，容易造成颌面部感染、颌面部蜂窝织炎以及区域性淋巴结炎的发生，严重的可经血液循环引起颅内感染（颌面部的静脉缺少瓣膜，感染可与颅内海绵窦相通）。特别是儿童淋巴结发育尚未完善，感染易穿破淋巴结被膜，形成结外蜂窝织炎。口腔颌面部感染的途径主要有以下 5 个方面。

1. 牙源性

病原菌通过牙体和牙周组织病变，进入颌骨及颌骨周围组织而引起感染。其中以牙体病、牙周病、智齿冠周炎引起的较常见。因此，临床上牙源性感染是引起口腔颌面部感染的主要因素。

2. 腺源性

病原菌通过口腔、呼吸道的感染，引起面颈部淋巴结的炎症改变，淋巴结与涎腺的感染向周围组织扩散，可引起颌周组织感染和筋膜间隙的蜂窝织炎。

3. 损伤性

口腔颌面部的炎症或损伤使病原菌侵入，从而引起感染。

4. 血源性

机体其他部位的化脓性病灶，通过血液循环引起口腔颌面部感染。

5. 医源性

口腔医务人员在临床操作过程中，因消毒不严或违反临床操作规程而引起的继发感染。

第一节　智齿冠周炎

智齿冠周炎是指智齿萌出不全或阻生时，牙冠周围软组织发生的炎症。临床上以下颌智齿冠周炎最常见，上颌第三磨牙也可发生。本病多发于18~25岁的青年。初期表现为磨牙后区胀痛不适，咀嚼、吞咽、开口活动时加重，继续发展疼痛可放射至颞部神经分布区，甚至炎症可直接蔓延或由淋巴管扩散，引起邻近组织器官或筋膜间隙的感染，严重时形成骨膜下脓肿、下颌第一磨牙区黏膜瘘、面颊瘘以及骨坏死。

本病相当于中医的"牙齿交痈""合架风""尽牙痈""角架风"等范畴。

一、病因病理

1. 西医病因病理

（1）智齿冠周炎的发生与人类神经系统在发育与演进过程中的退化有关，伴随咀嚼食物的力和生活习惯的变化，逐渐出现下颌骨退化，导致牙量大于骨量，以致智齿萌出位置不足，引起牙列中最后萌出的下颌第三磨牙位置异常。

（2）智齿萌出不全时，牙冠部分外露，部分为牙龈所覆盖，牙冠与龈瓣之间形成一个狭窄的袋形间隙——盲袋。盲袋成为滞留食物残渣、渗出物及细菌的天然场所，且很难通过漱口及刷牙将其清除（图7-1）。

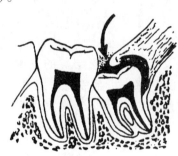

图7-1　智齿阻生引起的盲袋

（3）智齿牙冠部覆盖牙龈在咀嚼食物时易损伤，咀嚼食物时对𬌗牙对牙龈组织的创伤，导致局部防御屏障被破坏，引起冠周感染。此外，上呼吸道感染、睡眠不足、过度疲劳、妇女月经期及其他原因使机体抵抗力下降时，均易引起冠周炎急性发作。致病菌多为葡萄球菌、链球菌及其他口腔细菌，特别是厌氧菌。

2. 中医病因病机

中医学认为，智齿冠周炎系内有胃火，加之外有毒热，外热引动内火，循经集聚于牙咬处，气血壅塞，热盛化腐成痈而致本病。

（1）**风热外袭**：牙龈分属于足阳明胃经和手阳明大肠经，阳明经风火凝结，加之内热灼津，风热之邪循经上行，集聚牙咬合处而致本病发生。

（2）**胃肠蕴热**：平素饮食不节，过食辛辣炙煿厚味，胃肠蕴热，循经上炎，气血壅滞，热灼血腐，化脓成痈而致本病发生。

二、临床表现

1. 早期

在急性炎症早期一般没有全身症状，局部龈瓣充血，轻度肿胀，患者自觉局部疼痛，咀嚼时刺激冠周肿胀的牙龈可引起疼痛，因而不敢用患侧咀嚼。

2. 炎症肿胀期

炎症迅速发展，患者可能出现发热寒战、食欲不振、便秘等全身反应。智齿冠周牙龈和软组织红肿疼痛明显，疼痛剧烈时可反射到耳颞部。由于咀嚼肌受到炎症刺激可引起反射性疼痛而致开口困难，并见颌下淋巴结肿大、活动并有压痛。患侧面部肿胀明显，冠周牙龈和软组织形成脓肿，龈袋溢脓。

3. 炎症扩散期

如果炎症继续发展，形成骨膜下脓肿后，炎症可直接向邻近软组织及颌周间隙扩散，一般多侵及翼颌间隙、咽旁间隙、嚼肌下间隙。有时会形成颊部皮下脓肿，穿透皮肤形成经久不愈的慢性瘘管（图7-2）。

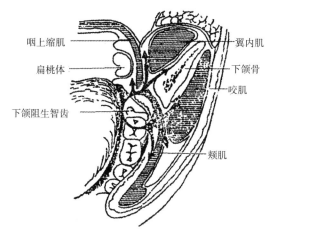
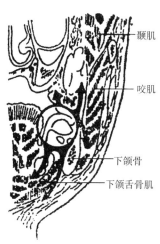

（1）水平观：向前、向后、向外、向内方向扩散　　　　（2）冠状面观：向上、向下方向扩散

图7-2　智齿冠周炎感染扩散途径

4. 慢性期

急性智齿冠周炎末期未彻底治愈可转变为慢性过程，临床表现为冠周软组织轻度水肿，龈袋内可有少量脓性分泌物。如果发生在面颊部可有慢性瘘管形成，瘘管口会有红色的肉芽组织，全身可伴有低热。

三、辅助检查

1. 血常规检查

一般实验室检查无明显异常，有时会出现白细胞计数略有升高以及中性粒细胞比值升高。

2. X线检查

X线检查可见智齿未完全萌出或位置异常，有些慢性智齿冠周炎的X线片可见骨质透射区，为病理性骨袋影像。

四、诊断和鉴别诊断

1. 诊断要点

（1）患者有局部疼痛并向耳颞部放射、张口受限、咀嚼困难等病史和临床体征。

（2）局部检查或结合 X 线检查有阻生智齿或智齿未完全萌出的情况。

（3）检查牙冠周围软组织有红肿，牙龈有溃烂、出血，盲袋压之溢脓，患侧淋巴结肿大、压痛等。

2. 鉴别诊断

（1）智齿冠周炎与邻近牙的牙髓炎疼痛的鉴别：牙髓炎有自发痛、冷热刺激痛，夜间疼痛加重，智齿冠周炎疼痛经对症治疗后可减轻。

（2）智齿冠周炎与第一、第二磨牙急、慢性根尖炎及牙周组织病变形成的牙龈肿胀与瘘的鉴别：第一、第二磨牙的急、慢性根尖炎及牙周组织病变引起的肿胀或瘘，病灶牙叩诊疼痛或牙齿有松动，X 线片可见病灶牙根尖部局限阴影。智齿冠周炎导致的脓肿或瘘，X 线片可见智齿冠周至下颌第一、第二磨牙区骨质透射区或病理性骨袋的存在。

（3）智齿冠周炎与下颌第三磨牙区软组织及骨组织的良、恶性肿瘤的鉴别：良、恶性肿瘤为实性肿块，并且经全身及局部抗感染治疗后，肿胀不见消退。智齿冠周炎经对症治疗后，肿胀可消退。

五、治疗

1. 治疗原则

智齿冠周炎急性期以消炎、镇痛、建立引流及对症处理为主。慢性期以去除病因为主，切除盲袋或拔除患牙。采取局部与全身治疗相结合、内治与外治相结合的原则，特别要重视局部治疗。

2. 西医治疗

（1）冠周盲袋冲洗涂药：局部用生理盐水、1%～3%过氧化氢溶液、0.1%洗必泰溶液冲洗盲袋。拭干后，以探针蘸2%碘酒、碘甘油导入盲袋内，每日1～3次；或使用盐酸米诺环素（派丽奥软膏）均匀涂布在盲袋内壁。也可给予复方氯己定、朵贝尔液等口腔含漱剂漱口。

（2）局部炎症及全身反应较重者：给予足量有效的抗生素口服或静脉滴注治疗，疼痛较剧烈的给予镇痛药物。

（3）脓肿切开引流：对已形成的脓肿，波动感明显或穿刺抽出脓液的需切开引流，脓腔较大的，切开后放置引流条引流。

（4）切除龈瓣：智齿位置正常或能够正常萌出，并且有对㩦牙者，炎症消退后，可以采用牙龈切除术或调磨对㩦牙等处理办法。

（5）拔除智齿：智齿位置不正，并且不能正常萌出的阻生智齿，需拔除。伴有面颊瘘者，在拔除病灶牙的同时，需对瘘管进行切除，皮肤瘘口进行修整缝合。

3. 中医治疗

（1）辨证论治。

1）风热外袭证：多见于病发初期，全身及局部症状均较轻。智齿周围软组织轻微红肿，探痛，盲袋内可有少许溢脓或有咀嚼疼痛，头痛低热，全身不适，口渴。舌质微红，舌苔黄，脉数。

治法：疏风清热，消肿止痛。

方药：银翘散合清胃散加减。口渴者，加天花粉、芦根；疼痛严重者，加川芎、白芷。

2）胃肠蕴热证：牙龈肿痛剧烈，牵涉耳颞部及腮颊，盲袋内溢脓，舌根及咽部肿痛，甚至吞咽困难，张口受限，颌下淋巴结肿大、压痛，口渴，便秘。舌红，苔黄腻，脉滑数。

治法：清泻胃火，凉血消肿。

方药：清胃散合仙方活命饮加减。大便秘结者，加大黄、芒硝；肿痛甚者，加蒲公英、紫花地丁、夏枯草、栀子；脓流不畅者，加皂角刺。

（2）外治法：①外敷药，取金黄散加芒硝和匀，水调适量敷患处，有清热解毒、消肿止痛之功效；②含漱剂，菊花、金银花、玄参、紫花地丁、川椒、冰片、白芷等，或白矾、食盐、风化硝等水煎，取汁漱口，有清热解毒、消肿止痛之功效；③局部吹药，患处吹入冰硼散或六神丸（研末）以消肿止痛。

（3）针刺疗法。

1）体针：选取合谷、颊车、地仓、大迎、下关、翳风、内庭、听会等穴位。每次选两穴，泻法，留针20分钟。

2）耳针：选取神门、下颌等穴位。强刺激，留针20分钟。

六、预防和调护

（1）注意口腔卫生，饭后要漱口，睡前要刷牙。

（2）智齿萌出时要进软食或流质食物，并用淡盐水漱口，避免辛辣刺激食物与硬质食物对病灶部位的不良刺激。

（3）阻生智齿消炎后及时拔除。

七、预后

智齿冠周炎如能及时治疗，一般5~7天可痊愈。如果治疗不及时或治疗措施不当，炎症扩散，可造成严重后果。阻生智齿在急性炎症控制后如不能尽早拔除，可使炎症反复发作，迁延不愈。

（徐青雪）

第二节 口腔颌面部间隙感染

口腔颌面部间隙感染是指颌面部、颈部、口咽部各筋膜间隙内所发生的化脓性炎症的总称。这些感染均为继发性的，局限于某一局部的称为脓肿，弥散于某一间隙中的称为蜂窝织炎。口腔颌面部临床意义较大的间隙有颞间隙、颞下间隙、眶下间隙、嚼肌间隙、颊间隙、下颌下间隙、翼下颌间隙、咽旁间隙、舌下间隙、颏下间隙和口底多间隙，共11大间隙。这些被筋膜包裹、富含疏松结缔组织和脂肪组织的潜在间隙相互连通，致病菌引起感染后，很容易在其间发展，造成炎性浸润，致软组织肿胀隆起。当间隙内的脂肪组织发生变性后，可形成脓肿或蜂窝织炎。蜂窝织炎或脓肿常波及数个间隙，导致多间隙感染，引起张口受限、吞咽及呼吸困难等临床症状。严重时，炎症会沿组织内的血管、神经束扩散，引起海绵窦血栓性静脉炎、败血症、脓毒血症、脑脓肿等并发症，并可危及患者生命。口腔颌面部间隙感染常为混合性感染，多为溶血性链球菌、金黄色葡萄球菌引起的化脓性感染或为厌氧菌引起的腐败坏死性感染。

本病属于中医"痈""疽"等范畴。

一、病因病理

1. 西医病因病理

（1）口腔颌面部间隙感染多为继发性混合感染，临床上最常见的是牙源性感染（牙体病、根尖周病、牙周病、智齿冠周炎、牙槽脓肿、颌骨骨髓炎等）；其次为腺源性感染（面颈部淋巴结炎、扁桃体炎、腮腺炎、舌下腺炎、下颌下腺炎等），婴幼儿较多见。牙源性感染的临床症状表现较为剧烈，多继发于牙槽脓肿或骨髓炎之后，早期即有脓液形成；腺源性感染炎症表现较缓，早期为浆液性炎症，然后进入化脓阶段，称为腺性蜂窝织炎。损伤性、血源性、医源性感染则少见。

（2）口腔颌面部间隙感染的致病菌以溶血性链球菌为主，其次为金黄色葡萄球菌，厌氧菌所致的感染少见。感染的性质可以是化脓性或腐败坏死性。

（3）口腔颌面部各间隙内为疏松结缔组织和脂肪组织，内含血管、神经，外被致密筋膜包裹，各间隙之间互相连通，感染易于发生和扩散。

（4）机体免疫功能低下也是此病发生、发展的重要因素。

2. 中医病因病机

（1）风热外袭：外感风、火、暑、燥等阳邪，热毒蓄积于局部，留于经脉，邪正相搏，郁久化毒而成。

（2）脾胃积热：多食膏粱厚味、醇酒辛辣，久必化生积热，脏腑蕴热，积热循经上行，凝聚局部，气血失和，血败肉腐而致本病。

值得注意的是，头为诸阳之会，面部血管丰富，妄加挤压或过早切开挑刺，均可助火炽甚，邪毒入于营血，而引起走黄危证。

二、临床表现

1. 局部症状

（1）化脓性炎症的急性期，局部表现为红、肿、热、痛和功能障碍，以及区域淋巴结肿痛等典型症状。炎症累及咀嚼肌可导致不同程度的张口受限；如病变位于口底、咽旁可有进食、吞咽、语言障碍，甚至呼吸困难。

（2）腐败坏死性蜂窝织炎的局部皮肤呈弥漫性水肿、紫红色或灰白色、无弹性，有明显凹陷性水肿，由于有气体存在于组织间隙可触及捻发音。

（3）感染的慢性期，由于正常组织破坏后被增生的纤维组织所代替，因此局部可形成较硬的炎性浸润块，并出现不同程度的功能障碍。有的脓肿形成未及时治疗而自行溃破，则形成脓瘘。

2. 全身症状

（1）全身症状因细菌的毒力及机体的抵抗力不同而有差异，局部反应的轻重不同，全身症状的表现也不同。全身症状包括发热、头痛、全身不适、乏力、食欲减退、尿量减少、舌质红等。

（2）病情较重而时间长者，由于代谢紊乱，可导致水与电解质平衡失调、酸中毒或伴肝、肾功能障碍。

（3）严重感染者，伴有败血症或脓毒血症，可发生中毒性休克。

由于间隙和解剖部位各异，其临床表现也各具特征，颌面部各间隙感染的临床表现见表 7-1。

表 7-1 颌面部各间隙感染的临床表现

间隙名称	肿胀部位	症状表现
眶下间隙	上至眼睑，下至上唇，内至鼻翼，外至颧颊部	犬齿凹部凸出，剧烈疼痛，鼻唇沟消失，下睑水肿，眼裂变窄
颊间隙	上至颧弓，下至下颌骨下缘，前至口唇部，后至嚼肌前缘	张口受限，颊黏膜肿胀明显，向口内凸出，常有牙齿咬痕
嚼肌间隙	前至颊部，后至耳垂，上至颧弓，下至下颌骨下缘	下颌角上部肿胀最突出，严重者牙关紧闭，不易扪及波动感，常需借助穿刺诊断脓肿形成
翼下颌间隙	翼下颌皱襞处明显，下颌角后下轻度肿胀	局部跳痛及牙关紧闭
颞下间隙	上至颞部，下至下颌骨升支上段，前至颧颊部，后至耳前	深在跳痛，牙关紧闭，可发生错牙合，肿胀严重时，可有眼裂变窄；表面不易扪及波动感，常需穿刺诊断脓肿形成
颞间隙	上至颅顶，下至颧弓，前至额骨侧方，后至耳郭上方	颞部肿胀最凸出，开口困难，咀嚼疼痛
咽旁间隙	咽侧壁区肿胀，上至软腭，向前可至臼后区	吞咽疼痛，张口受限，悬雍垂向健侧推移，软腭有时下垂
下颌下间隙	上至下颌骨下缘，下至颈上部，后至胸锁乳突肌，前至颈中线	颌下三角区肿胀凸出，下颌骨下缘消失，有时张口受限
舌下间隙	舌下口底区肿胀	口底肿胀凸出，舌向上抬高，舌活动受限，语言障碍，严重者可影响呼吸与吞咽
颏下间隙	上至下颌骨颏部，下至舌骨，两侧与颌下区相连	颏下三角区肿胀明显，可有吞咽困难，严重者可伴呼吸困难
口底多间隙	颏下、舌下间隙甚至两侧颌下部位肿胀，并向下扩散至会厌及颈下部	颈前上部肿胀，常有呼吸困难，吞咽困难，张口受限，全身症状严重，如为厌氧菌或产气菌感染可扪及木板样硬或捻发音

三、辅助检查

1. 血常规检查

可见白细胞、淋巴细胞计数升高，中性粒细胞比值上升，核左移。

2. 细菌学检查

通过脓液涂片和细菌培养，可见金黄色葡萄球菌、溶血性链球菌、产气荚膜杆菌、厌氧菌、产气梭形芽孢杆菌、溶解梭形芽孢杆菌等致病菌。

3. 超声检查

可见脓腔形成的无回声区或低回声区存在。

4. 穿刺检查

通过穿刺抽取脓液可帮助临床明确诊断。

5. X 线、CT 检查

可发现局部病灶及骨破坏情况。

四、诊断和鉴别诊断

1. 诊断要点

口腔颌面部间隙感染都具有一定的感染源和致病菌，大多表现为受累及部位的红、肿、热、痛，淋巴结肿大、压痛，以及脓肿形成后的疼痛、凹陷性水肿、功能受限等表现。因受累部位、受累程度、累及范围和全身情况不同，所表现的临床症状各不相同。根据病史、临床症状和体征，结合局部解剖、白细胞总数及分类计数检查，配合穿刺抽脓等方法，可以做出正确诊断。一般化脓性感染，抽出的脓液呈黄色且稠脓；腐败坏死性感染，脓液稀薄呈黯灰色，常有腐败坏死性恶臭。各间隙感染的诊断要点见表 7-1。

2. 鉴别诊断

（1）与一些生长迅速的颜面部恶性肿瘤，如恶性淋巴瘤、未分化癌的鉴别：这些恶性肿瘤有类似炎症的表现，但其肿胀不固定在某一解剖间隙内，不形成脓肿，且对消炎治疗无效。

（2）与涎腺内淋巴结炎、涎腺导管阻塞引起的潴留性下颌下腺炎和下颌下腺炎鉴别：涎腺内淋巴结炎，超声检查可见腺体内单个或多个肿大的淋巴结影像。涎腺导管阻塞时，X线造影可见导管内结石。下颌下腺炎无涎石阻塞症状。

五、治疗

1. 治疗原则

根据感染病因的不同、感染的不同时期，采取全身治疗与局部治疗相结合，主要以中西医结合、内外兼治为治疗原则。其中，西医以提高机体免疫力和针对病原菌使用抗生素治疗；中医以中药外敷配合中药内服进行治疗。

2. 西医治疗

早期采用抗生素治疗，以达到控制感染发展和扩散的目的。脓肿形成后，及时切开引流，保持引流通畅。炎症痊愈后，尽早去除感染源。

（1）全身治疗。

1）抗生素的选择：根据细菌培养和药敏试验选择抗生素，常选择青霉素和链霉素联合应用。大环内酯类、头孢霉素类和喹诺酮类也是常选的药物。并发厌氧菌感染时可加用甲硝唑类药物。

2）其他治疗：对于重症患者，应纠正水和电解质失衡，必要时给予氧气吸入或静脉输入全血或血浆。

（2）局部治疗：注意保持局部清洁，减少局部活动度，避免不良刺激，特别对面部的疖、痈，严禁挤压，以防感染扩散。急性期局部可外敷中草药。

（3）切开引流：口腔颌面部间隙感染脓肿形成后，需及时切开引流，以达到迅速排脓和通畅引流的目的。口底多间隙感染病情发展迅速，会出现全身中毒及窒息症状，需早期切开引流，必要时行气管切开，以确保呼吸道通畅，控制病情继续发展。

1）切开引流指征：局部疼痛加重，并呈搏动样跳痛；炎症肿胀明显，皮肤表面紧张、发红、光亮；局部有明显压痛点、波动感，呈凹陷性水肿；或深部脓肿经穿刺有脓液抽出。口腔颌面部急性化脓性炎症，经抗生素控制感染无效，同时出现明显全身中毒症状。儿童蜂窝织炎（包括腐败坏死性），如炎症累及多间隙，出现呼吸困难及吞咽困难者，可以早期切开减压，以迅速缓解呼吸困难，防止炎症继续扩散。结核性淋巴结炎经局部及全身抗结核治疗无效，皮肤发红已近自溃的寒性脓肿，必要时也可行切开引流术。

2）切开引流要点：切开时需注意按体位形成自然引流，以使引流道短、通畅。切口尽量位于口腔内部或瘢痕隐蔽处，如切口必须位于颜面部时，需沿皮纹方向切开。切口范围不应过大，以引流通畅为度。切口深度以切开黏膜下和皮下为最佳，以避免损伤血管、神经或涎腺导管。口腔内切开时，需同时吸引脓液，以免发生误吸。引流过程中，切忌手法粗暴，以免引起炎症扩散。

3）引流的放置：一般的感染引流放置碘仿纱条、橡皮条引流，引流条24~48小时更换1次。对多间隙感染或腐败坏死性感染，用多孔橡皮管或负压引流。每日更换敷料1~2次，同时使用3%过氧化氢溶液、生理盐水、1：5 000高锰酸钾液或抗生素液冲洗脓腔和创口。

4）各间隙感染引流切口的设计。

颞间隙感染：在发际内颞部皮肤处切开或沿颞肌束分布方向切开。

颞下间隙感染：切口在口腔内，上颌结节外侧黏膜转折处。

眶下间隙感染：切口在口腔前庭，上颌龈颊沟近尖牙和双尖牙区。

嚼肌间隙感染：切口在下颌角下2 cm处，平行下颌下缘皮肤处。

颊间隙感染：切口在口腔前庭，下颌龈颊沟脓肿位置较低处；或皮肤表面脓肿波动处，沿皮纹切开。

下颌下间隙感染：在下颌下缘下2 cm处，近下颌下腺区，沿皮肤平行切开。

翼下颌间隙感染：切口在口腔内，翼下颌皱襞稍外处；或沿下颌下缘2 cm近下颌角皮肤处切开。

咽旁间隙感染：在翼下颌皱襞稍内侧，近脓肿波动处纵向切开。

舌下间隙感染：在口腔内，口底黏膜肿胀明显处，沿下颌骨体平行切开。

颏下间隙感染：在下颌骨颏下肿胀明显的皮肤处切开。

口底多间隙感染：在舌骨上、下颌骨颌下区至下颌骨颏下区皮肤处，做倒T形广泛切口。

3. 中医治疗

（1）辨证论治。

1）风热外袭证：局部红肿、坚硬、麻木、疼痛，全身伴恶寒发热，头痛，口渴，舌红，舌苔薄白而干或薄黄，脉数。

治法：疏风清热，消肿止痛。

方药：五味消毒饮加味。肿硬者，加夏枯草、防风；口渴者，加麦冬、天花粉、生石膏；痛甚者，加元胡、川楝子。

2）脾胃积热证：局部见红肿、溃烂，黄白腐物增多，脓液增多，局部灼热或口臭，畏寒高热，食欲不振，大便秘结。舌质红，苔黄腻，脉洪数。

治法：清热凉血，泻火排毒。

方药：仙方活命饮加味。高热不退，加生石膏、山羊角丝；便秘者，加大黄、栀子；疮口不敛、流脓清稀者，加黄芪、茯苓、白术。

（2）外治法。

1）中药含漱：金银花、黄芩、薄荷、细辛等煎水含漱。

2）外敷：红肿热痛者，外敷金黄散。脓肿破溃久不收口者，可外用生肌玉红膏。

（3）针刺治疗。

1）体针：选取合谷、内庭、足三里、手三里、颊车、外关、曲池等穴。每次选两穴，泻法，留针 20 分钟。

2）耳针：选取上颌、下颌、屏尖、胃、肾上腺等穴。强刺激，留针 20 分钟。

（4）单方、验方：野菊花适量，水煎服或取鲜品捣烂外敷患处；或鱼腥草适量，水煎服或取鲜品捣烂外敷患处。

六、预防和调护

（1）保持口腔卫生，增强口腔的保健意识，尽早治疗病源牙，避免挤压、触碰口腔颜面部的疖肿或痈。

（2）避免过食辛辣、油腻等刺激性食物，食物以清淡为主。

（3）加强锻炼，以增强机体的抵抗力。

七、预后

口腔颌面部间隙感染，通过早期的明确诊断，及时、正确而有效的治疗，一般预后良好。如延误治疗会引起颌骨骨髓炎、全身中毒症状，甚至窒息、肺脓肿和颅内感染等严重并发症，可危及患者生命。

（徐青雪）

第三节　颜面部疖痈

一、概述

颜面部的皮肤具有丰富的毛囊和皮脂腺，该区皮肤暴露在外，易受机械刺激及细菌侵入而发生感染。单个毛囊和皮脂腺发生浅层组织的急性化脓性炎症，称为疖。感染在多个毛囊和皮脂腺内引起较深层组织的化脓性炎症，称为痈。

常为金黄色葡萄球菌感染。当机体衰弱、营养不良或新陈代谢障碍，如糖尿病等全身因素存在，而局部皮肤抵抗力下降、清洁卫生欠佳时，一旦遭到机械性刺激，如修面、抓伤、虫咬后常诱发疖和痈。

二、诊断

（一）临床表现

疖早期表现为 1 个红、肿、痛的硬结，以后逐渐增大呈锥形隆起，顶部出现黄白色小脓栓。炎症扩大使局部症状加剧，最后脓栓液化破溃，脓液排出，疼痛消失，破溃区迅速愈合。一般无全身症状，若疖受到挤压和烧灼等刺激，感染扩散成蜂窝织炎时，即可出现全身症状，如高热、寒战、头痛及白细胞总数增高等。

痈多见于成年人，好发于上唇，称为唇痈。由于感染的面积和深度、炎性浸润和组织坏死都比疖广泛，因此，早期隆起的炎症范围和组织的张力都较大。开始只出现一个脓栓，周围皮肤呈紫红色，再外层为鲜红色，皮肤表面发热，此时有剧烈胀痛。炎症肿胀范围越大，表面的黄白色脓栓也越多，血性脓液逐渐由坏死的脓头处流出。脓头之间的皮肤常坏死，最后痈的中心区坏死、脱落。唇部因血液循环丰富，唇痈较少出现大块组织坏死。痈常伴有局部淋巴结肿大、压痛，全身症状也较明显，常合并严重的并发症。

（二）并发症

中医学早有"面无善疮"之说，是指颜面部的疖和痈常因局部炎症扩散，引起全身并发症，甚至造成死亡。病原菌金黄色葡萄球菌的毒素能使机体中毒，上唇和鼻部危险三角区内静脉缺少瓣膜，并与颅内海绵窦相通，促使感染容易沿着面部静脉向颅内扩散，并发海绵窦血栓性静脉炎。

当颜面疖痈受到挤压、搔抓或不恰当的治疗如热敷、烧灼、切开引流等，局部炎症和全身症状可迅速加剧，轻者可并发眶周蜂窝织炎。若发生海绵窦血栓性静脉炎，可出现眼睑水肿，眼球突出伴活动受限，结膜水肿或瘀血，有高热、头痛、昏迷等中毒症状，治疗不及时可于数天内死亡。也可同时并发脑膜炎或脑脓肿，出现颈项强直、偏瘫、头痛、恶心、呕吐、惊厥乃至昏迷等。细菌毒素或感染栓子随血液循环扩散，可引起脓毒败血症，以致死亡。

三、治疗

颜面部疖痈与全身其他部位疖痈不同，主张保守疗法，切忌用热敷、烧灼、切开引流等方法。通常采用3%高渗盐水纱布湿敷疖痈顶部，局部使用二味拔毒散外敷（雄黄和明矾各半量研粉末，用水调拌），有利于脓头破溃引流，而无刺激局部炎症恶化的作用。全身应用大剂量有效的抗生素，及时做脓培养、药物敏感试验来调整药物，还可配合中药内服紫雪丹、牛黄丸或荆防败毒散等。全身支持疗法如卧床休息、镇静止痛、摄入流食、输液、输血等。若有严重中毒性休克，可采用人工冬眠疗法，有全身其他并发症者，则配合内科积极治疗。

（赵晓伟）

第四节　口腔颌面部特异性感染

一、颌面骨结核

（一）概述

颌面骨结核多由血源播散所致，常见于儿童和青少年，好发部位在上颌骨颧骨结合部及下颌支。

感染途径可因体内其他脏器结核病沿血性播散所致；开放性肺结核可经口腔黏膜或牙龈创口感染；也可以是口腔黏膜及牙龈结核直接累及颌骨。

（二）诊断

1. 临床表现

骨结核一般为无症状的渐进性发展，偶有自发痛和全身低热。病变部位的软组织呈弥漫性肿胀，其下可扪及质地坚硬的骨性隆起，有压痛，肿胀区表面皮肤或黏膜常无化脓性感染的充血发红表现。但骨质缓慢被破坏；感染穿透密质骨侵及软组织时，可在黏膜下或皮下形成冷脓肿。脓肿自行穿破或切开引流后，有稀薄脓性分泌物溢出，脓液中混有灰白色块状或棉团状物质。引流口形成经久不愈的瘘管，间或随脓液有小死骨碎块排出。颌骨结核可继发化脓性感染而出现局部红、肿、热、痛等急性骨髓炎的症状，脓液也变成黄色黏稠状。

2. 诊断

青少年患者常为无痛性眶下及颧部肿胀，局部可有冷脓肿或经久不愈的瘘管形成。脓液涂片可查见抗酸杆菌。X线摄片表现为边缘清晰而不整齐的局限性骨破坏，但死骨及骨膜增生均少见。当继发化脓性感染时，鉴别诊断有一定困难。此外，全身其他部位可有结核病灶及相应体征表现。

（三）治疗

无论全身其他部位是否并发有结核病灶，均应进行全身支持、营养治疗和抗结核治疗。药物可选用对氨基水杨酸、异烟肼、利福平及链霉素等，一般主张采用两种药物的联合用药方案。对颌骨病变处于静止期而局部已有死骨形成者，应行死骨及病灶清除术。为避免骨质缺损造成以后发育畸形，除有大块死骨分离外，一般选用较保守的刮扒术。

二、颌面部放线菌病

（一）概述

放线菌病是由放线菌引起的慢性感染性肉芽肿性疾病。此菌是人体口腔正常菌群中的腐物寄生菌，常在牙石、唾液、牙菌斑、牙龈沟及扁桃体等部位发现。当人体抵抗力降低或被其他细菌分泌的酶所激活时就侵入组织。临床上由于免疫抑制剂的大量应用，导致机体免疫力降低，也是本病的诱发因素。故本病绝大多数是内源性感染。脓液中常含有浅黄放线菌丝，称为放线菌颗粒或硫磺颗粒。

放线菌可从死髓牙的根尖孔、牙周袋或智牙的盲袋、慢性牙龈瘘管、拔牙创口或口腔黏膜创口以及扁桃体等进入深层组织而发病。

（二）诊断

1. 临床表现

放线菌病以 20~45 岁的男性多见。发生于面颈部的放线菌病占全身放线菌病的 60% 以上。此外，极少数可经呼吸道或消化道引起肺、胸或腹部放线菌病。颌面部放线菌病主要发生于面部软组织，软组织与颌骨同时受累者仅占 1/5。软组织的好发部位以腮腺咬肌区为多，其次是下颌下、颈、舌及颊部；颌骨的放线菌病则以下颌骨角及下颌支部为多见。临床上多在腮腺及下颌角部出现无痛性硬结，表面皮肤呈棕红色，病程缓慢，早期无自觉症状。

炎症侵及深层咬肌时，出现张口障碍，咀嚼、吞咽时可诱发疼痛。面部软组织患区触诊似板状硬，有压痛，与周围正常组织无明显分界线。病变继续发展，中央区逐渐液化，则皮肤表面变软，形成多数小脓肿，自溃或切开后有浅黄色黏稠脓液溢出。肉眼或取脓液染色检查，可查出硫磺颗粒。破溃的创口可经久不愈，形成多数瘘孔，脓腔可相互连通而转入慢性期。以后若伴有化脓性感染时，还可急性发作出现急性蜂窝织炎的症状。这种急性炎症与一般颌周炎症不同，虽经切开排脓后炎症趋向好转，但放线菌的局部板状硬性肿胀，不会完全消退。

放线菌病不受正常组织分层限制，可直接向深层组织蔓延，当累及颌骨时，可出现局限性骨膜炎和骨髓炎，部分骨质被溶解、破坏或有骨质增生。X 线片上可见有多发性骨质破坏的稀疏透光区。如果病变侵入颌骨中心，造成严重骨质破坏时，可在颌骨内形成囊肿样膨胀，称为中央性颌骨放线菌病。

2. 诊断

颌面部放线菌病的诊断，主要根据临床表现及细菌学检查。组织呈硬板状；多发性脓肿或瘘孔；从脓肿或从瘘孔排出的脓液中可获得硫磺颗粒；涂片可发现革兰阳性、呈放射状的菌丝。急性期可伴白细胞计数升高，红细胞沉降率降率加快。不能确诊时，可做活体组织检查。临床上应与结核病变相鉴别。中央型颌骨放线菌病 X 线片显示的多囊性改变，需排除颌骨成釉细胞瘤及黏液瘤等肿瘤性疾病的可能。

（三）治疗

颌面部软组织放线菌病以抗生素治疗为主，必要时配合外科手术。

1. 药物治疗

（1）抗生素：放线菌对青霉素、头孢菌素类高度敏感。临床一般首选大剂量青霉素 G 治疗，每日 200 万~500 万 U 以上，肌内注射，6~12 周为一疗程。如与磺胺联合应用，可能提高疗效。此外，红霉素、林可霉素、四环素、氯霉素、克林霉素等也可选用。

（2）碘制剂：口服碘制剂对颌面部病程较长的放线菌病可获得一定效果。一般常用 5%~10% 碘化钾溶液口服，每日 3 次。

（3）免疫疗法：有人推崇使用免疫疗法，认为有一定效果。用放线菌溶素做皮内注射。

2. 手术治疗

在应用抗生素的同时，如有以下情况可考虑配合手术治疗。

（1）切开引流及肉芽组织刮除术：放线菌病已形成脓肿或破溃后遗留瘘孔，常有坏死肉芽组织增生，可采用外科手术切开排脓或刮除肉芽组织，以加强抗菌药物治疗的效果。

（2）死骨刮除术：放线菌病侵及颌骨或已形成死骨时，应采用死骨刮除术，将增生的病变组织和已形成的死骨彻底刮除。

（3）病灶切除术：经以上治疗无效，且反复伴化脓性感染的病例，可考虑病灶切除。

三、颌面部梅毒

（一）概述

梅毒是由苍白螺旋体（TP）引起的一种慢性传染病。初起时即为全身性，但病程极慢，病变发展过程中可侵犯皮肤、黏膜以及人体任何组织器官而表现出各种症状，其症状可反复发作，但个别患者也可潜伏多年，甚至终身不留痕迹。

梅毒从感染途径可分为后天梅毒和先天（胎传）梅毒。后天梅毒绝大多数通过性行为感染，极少数患者可通过接吻、共同饮食器皿、烟斗、玩具、喂奶等传播；也有因输带菌血而感染者。先天梅毒为母体内梅毒螺旋体借母血侵犯胎盘绒毛后，沿脐带静脉周围淋巴间隙或血流侵入胎儿体内。后天梅毒可分为一、二、三期及隐性梅毒。一、二期均属早期梅毒，多在感染后 4 年内出现症状，传染性强；三期梅毒又称晚期梅毒，多在感染 4 年后表现。一般无传染性。隐性梅毒指感染后除血清反应阳性外，无任何临床症状者。也可按感染后 4 年为界分为早期和晚期。隐性梅毒可终身不出现症状，但也有早期无症状而晚期发病者。

先天梅毒也可分为两期：在 4 岁以内发病者为早期，4 岁以后发病者为晚期。

1. 后天梅毒

后天梅毒在口腔颌面部的主要表现有三：依病程分为口唇下疳、梅毒疹和梅毒树胶样肿（梅毒瘤）。

梅毒树胶样肿除累及软组织外，还可累及颌面骨及骨膜组织，临床上以硬腭部最常见，其次为上颌切牙牙槽突、鼻中隔，间或也可见于颧骨、下颌角部。

腭部树胶样肿常位于腭中线（有时原发于鼻中隔），呈结节型或弥散状。可造成腭骨穿孔，发生口腔与鼻腔交通。腭部树胶样肿波及鼻中隔、鼻骨、上颌骨时，可在颜面部表现为鼻梁塌陷的鞍状鼻；若鼻骨、鼻软骨、软组织全部破坏则呈现全鼻缺损的洞穿畸形。树胶样肿如波及颧骨，可在眶外下部出现瘘孔，最终也形成内陷畸形。

2. 先天梅毒

早期先天胎传梅毒多在出生后第 3 周到 3 个月发病。婴儿常为早产儿，表现营养障碍，貌似老人。鼻黏膜受累，致鼻腔变窄，呼吸不畅，有带血的脓性黏液分泌。口腔黏膜可发生与后天梅毒相似的黏膜斑。口周斑丘疹互相融合而表现弥漫性浸润、增厚；表面光滑脱皮，呈棕红色，皮肤失去弹性，在口角及唇缘辐射出较深的裂，愈合以后形成辐射状浅瘢痕。

晚期先天梅毒多发生于儿童及青春期。除有早期先天梅毒的遗留特征外，一般与后天三期梅毒相似。可发生结节型梅毒疹及梅毒树胶样肿，从而导致软、硬腭穿孔，鼻中隔穿孔及鞍状鼻。

先天梅毒的另一特征性表现是牙的发育异常：哈钦森牙和桑葚状磨牙。

此外，因梅毒性间质性角膜炎出现的角膜浑浊，损害第 8 对脑神经的神经性耳聋，以及哈钦森牙，被称为先天梅毒的哈钦森三征。

（二）诊断

诊断需审慎，应根据详细而正确的病史、临床发现、实验室检查及 X 线检查综合分析判断，损害性质不能确定时可行组织病理检查。近年来，用荧光梅毒螺旋体抗体吸附试验、免疫组化、聚合酶链式反应（PCR）、反转录聚合酶链式反应（RT-PCR）等方法提高诊断的敏感性及特异性，且作为最后诊断的依据。

（三）治疗

颌面部梅毒损害无论胎传或后天受染，均为全身性疾病的局部表现，因此应进行全身性治疗。驱梅治疗药首选青霉素 G 及砷铋剂联合疗法。必须在全身及局部的梅毒病变基本控制以后，才考虑病变遗留组织缺损和畸形的修复及矫正术。

（赵晓伟）

第八章

牙拔除术

第一节　牙拔除术

牙及牙槽外科是口腔颌面外科最基础和常用的部分，也是口腔科医师必须掌握的基本技术。与其他外科手术一样，牙拔除术的术前准备和操作也应遵循无痛、无菌、微创等外科原则。医师应以最小的损伤，换取手术成功，并尽量减少牙槽骨的丢失，维持牙槽嵴的宽度和高度，为后续的修复奠定基础。

一、适应证

1. 牙体病损

牙体组织龋坏或破坏严重，用现有的修复手段已无法恢复和利用者可拔除。

2. 根尖周病

根尖周病变不能用根管治疗、根尖切除等方法治愈者可拔除。

3. 牙周病

晚期牙周病，牙周骨组织支持大部丧失，采用常规和手术治疗已无法取得牙的稳固和功能。

4. 牙外伤

冠折通常经过治疗处理是可以保留的。冠根折应依据断面位于龈下的位置、松动度、牙周组织状况、固定条件等综合考虑是否保留；根中1/3折断一般为拔牙适应证；根尖1/3折断可经治疗后观察。脱位或半脱位的牙，如牙体组织基本完整，均应复位保留。

5. 错位牙

影响功能、美观，造成邻近组织病变或邻牙龋坏，不能用正畸等方法恢复正常位置者均可考虑拔除。

6. 额外牙

额外牙常会引起正常牙的萌出障碍或错位，造成错畸形，常为拔牙适应证。

7. 埋伏牙、阻生牙

引起邻牙牙根吸收、冠周炎、牙列不齐、邻牙龋坏均应拔除。

8. 滞留乳牙

影响恒牙萌出者应当拔除。如成人牙列滞留的乳牙，但对应恒牙先天缺失或无法就位，可暂保留。

9. 治疗需要

因正畸治疗需要进行减数的牙；因义齿修复需要拔除的牙；囊肿或良性肿瘤累及的牙，可能影响治疗效果者均为拔牙适应证。恶性肿瘤放疗前，为减少某些并发症的发生，拔牙适应证可适当放宽。

10. 病灶牙

引起颌骨骨髓炎、牙源性上颌窦炎等局部病变的病灶牙为拔除适应证。

11. 骨折累及牙

颌骨骨折线上的牙或牙槽突骨折所累及的牙，应根据牙本身的情况决定，尽可能保留。

二、术前评估和禁忌证

（一）术前检查与评估

（1）对于符合拔牙适应证的患者详细询问病史。

（2）对口腔情况做全面细致检查。

（3）拔牙术前常需拍摄 X 线片检查。

在复杂的局部病情和全身背景交织的情况下，应详细、全面地收集病情资料，会同各有关科室医师共同商讨，审慎地决定可否拔牙。

（二）系统疾病对牙拔除术的影响和禁忌证

牙拔除术的禁忌证具有相对性。

1. 心脏病

一般而言，心脏病患者如心功能尚好，为 Ⅰ 级或 Ⅱ 级，可以耐受拔牙及其他口腔小手术。

以下情况应视为拔牙禁忌证或暂缓拔牙。①有近期心肌梗死病史者。有人主张在经治疗好转后 6 个月，临床症状及心电图变化皆已稳定后方可考虑拔牙。疼痛、恐惧、紧张等可诱使再次发生心肌梗死，极为危险。如必须拔牙，需经专科医师全面检查并密切合作。②近期心绞痛频繁发作。③心功能 Ⅲ ~ Ⅳ 级或有端坐呼吸、发绀、颈静脉怒张、下肢水肿等症状。④心脏病并发高血压者，应先治疗高血压，后拔牙。⑤有三度或二度 Ⅱ 型房室传导阻滞、双束支阻滞、阿斯综合征（突然神志丧失合并心传导阻滞）史者。

总之，心脏病患者拔牙时机的选择应注重术前的判断和调控，充分尊重内科医师的意见。手术应在缓解紧张情绪的基础上，无痛快速完成。术后不可放松对全身状况的调理和掌控，应当建立相应的回访制度，最终安全、平稳地完成治疗。

2. 高血压

根据最近 WHO 的血压界定，<16.0/11.3 kPa（120/85 mmHg）为正常血压；>18.6/12.0 kPa（140/90 mmHg）为异常血压；介于两者之间为临界血压。如为单纯性高血压病，在无心、脑、肾并发症的情况下，一般对拔牙有良好的耐受性。如血压>24.0/13.3 kPa（180/100 mmHg），则应先控制后再行拔牙。如为异常血压，最好在监护下行牙拔除术。

3. 造血系统疾病

（1）贫血：WHO 诊断贫血的血红蛋白标准（氰化高铁血红蛋白法测定）为成年男性<130 g/L，成年女性<120 g/L，孕妇<110 g/L。

血红蛋白在 80 g/L 以上，血细胞比容在 30% 以上，一般可以拔牙。慢性贫血患者因机体已有良好适应性和代偿功能，即使血红蛋白较低，也能耐受一般手术。但老年人或动脉硬化患者，血红蛋白应先保持在 100 g/L 左右，以防止术中术后出血。

（2）白细胞减少症和粒细胞缺乏症：周围血白细胞<4×10^9/L，称为白细胞减少症。粒细胞绝对计数持续<2×10^9/L，称为粒细胞减少症；如<1×10^9/L，称为粒细胞缺乏症。

中性粒细胞如<1×10^9/L 时，易引起严重感染和影响创口愈合，应避免拔牙及手术。如中性粒细胞为（2~2.5）×10^9/L，或白细胞总数在 4×10^9/L 以上，患者可耐受拔牙及手术。

（3）白血病：急性白血病为拔牙的禁忌证。慢性白血病国内以慢性粒细胞白血病（简称慢粒）多见，主要见于中年。多数慢粒患者经治疗而处于稳定期者，如必须拔牙，应与专科医师合作，并预防感染及出血。慢性淋巴细胞白血病在我国少见，如为良性型（静止型，白细胞<5×10^9/L，无症状）或轻型（常以自身免疫性溶血性贫血为主要表现），必须在与有关专家合作下进行，注意预防感染及出血。

（4）恶性淋巴瘤：恶性淋巴瘤之低度恶性者经合理治疗可有较长生存期，可在有关专家合作下拔牙；高度恶性者预后差，拔牙应慎重。

（5）出血性疾病：为止血功能缺陷引起，表现为自发性出血或损伤后出血不止。

1）原发性血小板减少性紫癜：属于并无特殊病因引起的血小板减少的一种出血性疾病，急性型不可拔牙。拔牙或手术最好在血小板计数>1×10^{11}/L 时进行。

2）血友病：为一组遗传性凝血功能障碍的出血性疾病。血友病 A 如必须拔牙时，应补充凝血因子Ⅷ。当血浆因子Ⅷ的浓度提高到正常的 30% 时，可进行拔牙或小手术；提高到60% 时可行较大手术。

4. 糖尿病

作为代谢内分泌疾病，糖尿病患者手术后发生感染的可能性高于正常人，伤口的愈合因蛋白质合成障碍可能延迟。

一般拔牙或小手术用局部麻醉者，特别是术后能进食者，对糖尿病的影响较小，对糖尿病原有的治疗方案不必改变。拔牙时，空腹血糖以控制在 8.88 mmol/L（160 mg/dL）以下为宜。未控制或严重的糖尿病患者，应暂缓拔牙。

5. 甲状腺功能亢进症

手术的精神刺激及感染可能引起甲状腺危象，有危及生命的可能。通常选择性手术应当在甲状腺功能正常的情况下进行，因此拔牙应在本病控制后，静息脉搏在 100 次/分以下，基础代谢率在+20% 以下方可进行。

6. 肾脏疾病

各类急性肾脏疾病均应暂缓拔牙。对各种慢性肾脏疾病，应判定肾功能的损害程度。如处于肾功能代偿期，即内生肌酐清除率>50%，血肌酐<132.6 μmol/L（1.5 mg/dL），临床无症状，则拔牙无问题。

7. 肝炎

急性肝炎期间应暂缓拔牙。慢性肝炎肝功能有明显损害者，患者可因凝血酶原及其他凝血因子的合成障碍，拔牙后易出血。

对肝炎患者实施手术应注意病毒防护，避免院内感染。

肝硬化患者如处于肝功能代偿期，肝功能检查在正常范围内或仅有轻度异常，拔牙为非禁忌证，但应注意出血的可能性。

8. 妊娠

对于引起极大痛苦、必须拔除的牙，在健康人的妊娠期间皆可进行。但对选择性手术则应全面衡量。在怀孕的第4~第6个月，进行拔牙或手术较为安全。

9. 月经期

月经期拔牙，有可能发生代偿性出血，一般认为应暂缓。但必要时，简单的拔牙仍可进行，但要注意防止出血。

10. 感染急性期

是指口腔颌面部的急性感染。在感染的急性期拔牙应根据感染的部位、波及的范围、病程的发展阶段、细菌的种类和毒力、拔牙创伤的大小、医师所能使用的抗生素水平、患者的全身状况、有无并发症等因素综合考虑。

11. 恶性肿瘤

禁忌拔牙，一般应与肿瘤一同切除。放疗前，位于照射部位的患牙，应在放疗前至少7~10天拔除或完成治疗。放疗之后，对位于照射区内的患牙拔除，应持慎重态度。一般认为，在放疗后3~5年内不应拔牙，否则可引起放射性骨坏死。

12. 长期使用抗凝药物

对心瓣膜置换术、冠状动脉搭桥或成形术后的患者，可使用血凝酶（立止血）预防术后出血。对长期使用肝素的患者，如停药，药效需在5个半衰期后方可解除，通常肝素静脉注射6小时后、皮下注射24小时后，方可进行手术。使用华法林，如停药应至少在术前3~5天，通常需要1周前停药。如停药可能导致血栓形成因而不能停药的情况下，凝血酶原时间控制在1.5~2秒方可考虑拔牙。

13. 长期肾上腺皮质激素治疗

此类患者在拔牙前应与专科医师合作，术前迅速加大肾上腺皮质激素用量，并需注意减少创伤，消除患者顾虑及恐惧，保证无痛及预防感染。

14. 神经精神疾病

主要存在合作问题。如帕金森病，患者经常有不随意的活动；大脑性麻痹，有痉挛状态。这些患者皆不能合作，除非使用全身麻醉，方可进行拔牙。

三、术前准备

1. 患者的准备

目的是增强患者对治疗的信心，取得与医师的配合；减少情绪波动对生理功能的影响，使手术顺利平稳地完成。

在术前谈话中应向患者和家属说明手术的必要性；局部麻醉下可能出现的术中感受；如何配合医师；术中及术后可能出现的问题和并发症；以及术后注意事项，使患者对手术有充分的了解和信心。对复杂、困难的牙拔除术应与患者及家属签署手术知情同意书。

2. 手术医师的准备

手术医师首先应当对患者的病情、患牙情况有全面细致的掌握，制订恰当的手术预案，对于各项准备工作进行认真审查。

手术医师应当穿好手术衣，戴好手术帽和口罩。按照标准手法使用洗手液和流动水洗手。

3. 患者体位

患者取半坐位。拔除上颌牙时，患者头部应稍后仰，使张口时上颌牙的平面约与地平面成45°角，患者的上颌与术者的肩部约在同一水平。拔除下颌牙时，应使患者大张口时下颌牙的平面与地面平行，下颌与术者的肘关节在同一高度或下颌略低。

4. 手术区准备

应尽可能减少口腔内的细菌量，更不能发生医源性感染。在术前准备时，最好先完成牙周龈上洁治。术前口腔冲洗或含漱是有效减少细菌量的方法。

5. 器械准备

根据患牙位于牙列中的位置、牙冠大小、牙根的数目和形态、牙体组织破坏程度、周围骨质状况，选择合理、适用、效率高的拔牙器械，牙龈分离器和刮匙是必备器械。同时根据手术步骤的需要准备相应的辅助器械。

四、拔牙器械

1. 牙钳

牙钳是牙拔除术所使用的最基本器械，也是造成创伤最小的拔牙器械，因此牙钳应作为牙拔除术的首选器械。

（1）牙钳的结构：由钳柄、关节、钳喙构成。

（2）牙钳的类型。

1）按形态可分为直钳、反角式钳、刺枪式钳、直角鹰嘴式钳。

2）按钳喙形态可分为对称型，即通用型。非对称型，其是为拔上颌磨牙设计的，左、右各一，特点是颊侧钳喙中部有一角形突起，以伸入上颌磨牙两颊根分叉处更紧密地夹持磨牙。

3）按牙位分为下前牙钳、上前磨牙钳、上根钳等。

（3）牙钳的使用：牙钳的握持一般多为右手握钳，将钳柄置于手掌，在钳住牙冠后，将环指和小指退出两钳柄之间，与示指、中指同居一侧再紧握钳柄，即可开始拔牙动作。也可采用反向握钳法，其动作与正握法的区别是右手拇指位于钳柄末端一侧。牙钳的安放一般应与患牙的长轴平行，在拔牙的全过程应始终夹紧患牙，并向根方推进，绝不允许使用未受控制的暴力。

2. 牙挺

牙挺也是拔牙主要的器械。对牢固的或无法直接夹持的患牙，牙挺常为首选使用的器械。

（1）牙挺的构成：牙挺由刃、柄、杆三部分构成。

（2）牙挺的类型：按形状分直挺、弯挺、三角挺。按挺刃的宽窄和功能分牙挺、根挺、根尖挺。

（3）牙挺使用时，必须遵循下列原则。

1）绝不能以邻牙作为支点，除非邻牙需同时拔除。

2）除拔除阻生牙或颊侧需去骨者外，龈缘水平处的颊侧骨板一般不应作为支点。

3）龈缘水平处的舌侧骨板，也不应作为支点。

4）操作中应注意保护。必须以手指保护，以防牙挺滑脱伤及邻近组织。

5）用力必须有控制，不得使用暴力，挺刃的用力方向必须准确。

3. 刮匙

刮匙有直、弯两种，常用的是弯刮匙。刮匙的首要作用是探查。有急性炎症如根尖炎时，一般不使用刮匙；有脓时，也不宜使用。乳牙拔除后不要搔刮牙槽窝，以免伤及恒牙胚。

4. 牙龈分离器

作为专用的分离牙龈器械，应为拔牙必备。

5. 拔牙器械的改进

目前减小拔牙后牙槽突吸收最基本也最行之有效的临床环节就是减轻拔牙术中的创伤，为此微创拔牙的理念被提及并已有系列旨在减小创伤的拔牙器械出现。

五、基本步骤

牙拔除术就是通过外科手术操作将它们之间的连接完全分离，扩大牙槽窝后将患牙取出的过程，应按以下步骤进行。

1. 分离牙龈

目的是安放牙钳时，为钳喙插入龈沟下提供空间，防止夹伤牙龈或避免拔牙动作连带造成牙龈撕裂。

2. 挺松患牙

对于牢固的牙或死髓牙，牙冠有大充填体或冠部破坏大的牙，可先用牙挺将牙挺松至一定程度后，改用牙钳。

3. 安放牙钳

合理地选择适用的牙钳，张开钳喙，沿牙面插入已被完全分离的龈沟间隙内，推进至牙颈部外形高点以下，尽量向根方推入，保持钳喙与牙长轴平行一致，夹紧患牙。必须再次核对牙位。

4. 患牙脱位

牙钳夹紧后，使牙脱离牙槽窝的运动力，主要有 3 种：摇动、扭转和牵引。

5. 拔牙后的检查及拔牙创处理

牙拔出后，首先检查牙根是否完整，牙龈有无撕裂，用刮匙探查拔牙窝，去除异物、炎性肉芽组织、根端小囊肿等，修整过高的牙槽中隔、骨嵴或牙槽骨壁。经上述处理后，在拔牙创表面，用消毒的纱布棉卷横架于两侧牙槽突，嘱患者咬紧，30 分钟后弃除。有出血倾向者，经检查无活动性出血后方准离院。

6. 拔牙后注意事项

拔牙后 24 小时内不可刷牙或漱口。拔牙当日应进软食，食物不宜过热。避免患侧咀嚼，勿用舌舔创口，更不可反复吸吮。

六、牙根拔除术

牙根拔除术是指将牙冠已破坏、遗留于牙槽骨内的残根和牙拔除术中折断的断根取出的方法。

1. 牙根拔除术的指征

对于残根、断根，特别是根周组织有各种病变者，原则上都应拔除。

2. 根钳取根法

对高位的残根、断根可用根钳直接拔出。断面在牙颈部或更高位置时，可选用根钳或钳喙宽窄与之相适应的牙钳，将牙龈分离后，插钳夹牢牙根，按拔除单根牙的手法多可拔出。邻近或略低于牙槽突的断根，可去除少量骨质，使根钳能够夹持。只有牙根断面低于牙槽突过多，无法钳夹时才配合使用牙挺或采取翻瓣去骨法。

3. 牙挺取根法

高位断根选择直牙挺；低位断根使用根挺；根尖1/3折断选用根尖挺。弯挺适用于后牙。挺牙根时，支点应放在牙槽中隔、牙槽窝壁或腭侧骨板。

4. 翻瓣去骨法

（1）切口：为保证瓣能够正常愈合，瓣的基底必须比游离缘宽大；切口的位置要保证瓣复位缝合后下方有骨支持，切口距术后骨创缘至少6~8 mm。

常用的切口有梯形、角形和弧形。梯形切口和角形切口是龈缘连续切口的改型，通过在龈缘切口的末端做附加松弛切口。附加切口应位于牙面的近中或远中轴角，与龈缘约成45°角。

（2）翻瓣：牙槽突的软组织瓣应为全厚黏骨膜瓣。

（3）去骨：去骨可使用骨凿、牙钻、涡轮机和其他外科动力系统。去骨量不宜过多。

（4）拔出牙根：暴露牙根后，用根钳和牙挺取出。牙根取出后，应去除锐利不规则的骨缘、骨突和过高的牙槽中隔，彻底清理、冲洗创口。

进入上颌窦的牙根取出方法：牙根进入上颌窦多发生于上颌第一、第二磨牙，特别是第一磨牙的腭侧根和第二磨牙的近中颊根。对于进入上颌窦的牙根可以采用翻瓣去骨法取出；如牙根未完全进入窦腔内，此时通常可在直视下发现并取出；如在窦底水平未找到牙根，可向上去除窦前壁骨板，直至找到牙根，前壁开窗要尽量小，为减小损伤可结合冲洗法。

（徐茂堂）

第二节　阻生牙拔除术

阻生牙是指由于邻牙、骨或软组织的阻碍而只能部分萌出或完全不能萌出，且以后也不能萌出的牙。常见的阻生牙为下颌第三磨牙、上颌第三磨牙及上颌尖牙。

一、下颌阻生第三磨牙拔除术

下颌第三磨牙（又称智牙）是阻生牙中最常见的，临床上常引起冠周炎。

（一）适应证和禁忌证

对于有症状或引起病变的阻生下颌智牙均主张拔除，包括：①下颌阻生智牙反复引起冠周炎者；②下颌阻生智牙本身有龋坏，或引起第二磨牙龋坏；③引起第二磨牙与第三磨牙之间食物嵌塞；④因压迫导致第二磨牙牙根或远中骨吸收；⑤已引起牙源性囊肿或肿瘤；⑥因正畸需要保证正畸治疗的效果；⑦可能为颞下颌关节紊乱病诱因的下颌阻生智牙；⑧因完全骨阻生而被疑为某些原因不明的神经痛病因者，或可疑为病灶牙者，也应拔除。

预防性拔除下颌阻生智牙的目的是：①预防第二磨牙牙周破坏；②预防龋病；③预防冠周炎；④预防邻牙牙根吸收；⑤预防牙源性囊肿及肿瘤发生；⑥预防发生疼痛，完全骨阻生有时也会引起某些不明原因的疼痛；⑦预防牙列拥挤。

当下颌第三磨牙处在下列情况时可考虑保留：①正位萌出达邻牙平面，经切除远中覆盖的龈片后，可暴露远中冠面，并与对牙可建立正常咬合关系者；②当第二磨牙已缺失或因病损无法保留时，可保留做修复的基牙，避免游离端缺失；③虽邻牙龋坏可以治疗，但因牙间骨质吸收过多，拔除阻生智牙后邻牙可能松动者；④完全埋伏于骨内，与邻牙牙周无相通，无压迫神经引起疼痛症状者；⑤下颌第三磨牙根尖未形成，下颌其他磨牙因病损无法保留时；⑥第二磨牙拔除后，如下颌第三磨牙牙根未完全形成，可以自行前移替代第二磨牙，配合正畸治疗与上颌磨牙建立良好咬合关系；⑦8~10岁的儿童第一恒磨牙龋坏无法保留，如第三磨牙非颊舌位，拔除第一磨牙后的间隙可能因第二、第三磨牙的自然调整而消失，配合正畸治疗，可获得更好的关系。

下颌阻生智牙拔除的禁忌证与一般牙拔除术禁忌证相同。

（二）下颌阻生第三磨牙的临床分类

（1）Pell 和 Gregory 根据牙与下颌支及第二磨牙的关系，分为三类。

1）Ⅰ类：在下颌支前缘和第二磨牙远中面之间，有足够的间隙可容纳阻生第三磨牙牙冠的近远中径。

2）Ⅱ类：下颌支前缘与第二磨牙远中面之间的间隙不大，不能容纳第三磨牙的近远中径。

3）Ⅲ类：阻生第三磨牙的全部或大部位于下颌支内。

（2）Pell 和 Gregory 根据牙在颌骨内的深度，分为高位、中位、低位阻生。

1）高位阻生：牙的最高部位平行或高于牙弓平面。

2）中位阻生：牙的最高部位低于平面，但高于第二磨牙的牙颈部。

3）低位阻生：牙的最高部位低于第二磨牙的牙颈部。骨埋伏阻生（即牙全部被包埋于骨内）。

（3）Winter 根据阻生智牙的长轴与第二磨牙长轴的关系，分成垂直阻生、水平阻生、近中阻生、远中阻生、颊向阻生、舌向阻生、倒置阻生。

（4）根据在牙列中的位置，分为颊侧移位、舌侧移位、正中位。

（三）术前检查

同其他手术一样，阻生智牙拔除前，必须进行详细的病史询问、全面的局部和全身检查。

口腔检查时应注意：颊部皮肤有无红肿或瘘管；淋巴结是否肿大，有无压痛；下唇感觉有无异常；开口度的大小。

下颌第三磨牙的检查要掌握其在颌骨中的位置、方向以及与邻牙的关系；远中龈片的韧性及覆盖牙冠的大小，有无红肿、压痛或糜烂；盲袋是否有脓性分泌物；牙冠有无龋洞，破坏大小。

也应注意第二磨牙的松动度、充填体、牙周状况，特别是远中颈部有无龋洞。

通过 X 线片可以更清楚地了解牙阻生情况、牙根形态、周围骨质的密度，有助于阻力的分析。

牙 CT：可以避免根尖 X 线片因影像重叠和投照角度偏差而造成的假象；检查第二磨牙远中根吸收优于其他检查方法；可以直观并量化下颌管在不同层面和方位上与下颌第三磨牙的距离关系。

（四）阻力分析和手术射击

下颌阻生智牙拔除时的阻力产生于 3 个部位。

1. 冠部阻力

牙冠部的阻力有软组织阻力和骨组织阻力。软组织阻力来自第三磨牙上方覆盖的龈片，解除软组织阻力的方法是切开。骨阻力来源于包裹牙冠的骨组织，主要是牙冠外形高点以上的骨质。解除冠部骨阻力主要采用去骨法，有时截冠或增隙也可达到减除冠部骨阻力的目的。

2. 根部阻力

根部阻力来自牙根周围的骨组织。根部骨阻力可利用 X 线片分析。去除根部骨阻力的方法有分根、去骨、增隙。多根牙可用劈开或钻磨的方式分开后，分别取出。术中应综合利用各种方法。

3. 邻牙阻力

邻牙阻力是第二磨牙在拔除智牙时产生的妨碍脱位运动的阻力。邻牙阻力视第二磨牙与阻生智牙的接触程度和阻生的位置而定。邻牙阻力的解除可采取分冠和去骨的方法。

（五）拔牙步骤和方法

下颌阻生第三磨牙拔除术是一项较为复杂的手术，拔除时应严格遵守无菌原则。

1. 拔牙步骤

（1）麻醉：通常选择下牙槽、舌、颊一次阻滞麻醉。

（2）切开、翻瓣：高位阻生一般不需翻瓣。常用的是角形切口。切开时应直达骨面，全层切开黏骨膜。翻瓣由近中切口开始，沿骨面翻起。

（3）去骨：一般垂直阻生去骨要达牙各面外形高点以下；水平和近中阻生颊侧为劈开分牙，应达近中颊沟之下，远中至牙颈部以下。

（4）分牙：目的是解除邻牙阻力，减小骨阻力。分牙有劈（截）冠和分根。分牙的优点是创伤小，时间短，并发症少。常用的劈开方法有正中劈开（纵劈）和近中劈开（斜劈）。

（5）增隙：所谓增隙是指将骨凿紧贴根面凿入，利用骨松质的可压缩性，以扩大牙周间隙，解除根周骨阻力的方法。

（6）拔出阻生牙：当邻牙阻力解除，骨阻力在一定程度上解除后，根据临床情况，选择适用的牙挺，将患牙挺松或基本挺出，最后用牙钳使牙完全脱位。

（7）拔牙创处理：使用劈开法或去骨法拔牙，会产生碎片或碎屑，应认真清理。

（8）缝合：目的是将组织复位以利愈合；防止术后出血；缩小拔牙创，避免食物进入，保护血凝块。缝合不宜过于严密，通常第二磨牙远中、切口转折处可以不缝，减少血肿的形成。

（9）压迫止血：缝合完成后，压迫止血方法同一般牙拔除术。为预防干槽症，可放入碘仿海绵 1~2 小块。

2. 各类下颌阻生牙的拔除方法

（1）垂直位：多数垂直位阻生牙可用挺出法拔除。

（2）近中阻生：高位、邻牙阻力和根阻力不大时，多可直接挺出。保护时应压紧邻牙。如牙冠下方有新月形或三角形间隙存在，则更有利于牙挺的插入和施力。

（3）水平阻生：水平阻生单凭挺出法能拔除者较少，多可采用与近中阻生相近的方法拔除。

（4）舌向阻生：舌向阻生如舌倾角度在 45°以下，可按垂直阻生的拔除方法拔牙。舌向倾斜角度大者，冠部舌侧骨板常缺如或较低，用冲出法可使牙向舌侧脱位。

二、上颌阻生第三磨牙拔除术

（一）上颌阻生第三磨牙的临床分类

1. 根据在颌骨内的深度分类

（1）低位（Pell&Gregory A 类）：阻生牙牙冠的最低部位与第二磨牙面平行。

（2）中位（Pell&Gregory B 类）：阻生牙牙冠的最低部位在第二磨牙面与颈部之间。

（3）高位（Pell&Gregory C 类）：阻生牙牙冠的最低部位高于第二磨牙的颈部或与之平行。

2. 根据阻生牙长轴与第二磨牙长轴之间的关系分类

（1）垂直阻生

（2）水平阻生。

（3）近中阻生。

（4）远中阻生。

（5）倒置阻生。

（6）颊向阻生。

（7）舌向阻生。

3. 根据阻生牙与牙弓之间的关系分类

（1）颊侧错位。

（2）舌侧错位。

（3）正中错位。

4. 根据阻生牙与上颌窦的关系分类

（1）与窦底接近：阻生牙与上颌窦之间无骨质或仅有一薄层组织。

（2）不与窦接近：阻生牙与上颌窦之间有 2 mm 以上的骨质。

（二）适应证

（1）牙本身龋坏。

（2）与邻牙间有食物嵌塞。

（3）无对牙且下垂。

（4）部分萌出，反复产生冠周炎。

（5）咬颊或摩擦颊黏膜。

（6）有囊肿形成。

（7）妨碍下颌冠突运动。

（8）压迫第二磨牙，产生龋坏或疼痛。

（9）妨碍义齿的制作及戴入。

完全埋于骨内且无症状者可不予拔除。

（三）拔除方法

上颌第三磨牙阻生垂直位占 63%，远中阻生占 25%，近中阻生占 12%，其他位置极少并且颊侧错位及颊向阻生，或两者均有的情况甚为常见，加之上颌结节的骨质疏松，易于挺出。

三、上颌阻生尖牙拔除术

（一）上颌阻生尖牙的临床分类

第Ⅰ类：阻生尖牙位于腭侧，可呈水平位、垂直位或半垂直位。

第Ⅱ类：阻生尖牙位于唇侧，也可呈水平位、垂直位或半垂直位。

第Ⅲ类：阻生尖牙位于腭及唇侧，如牙冠在腭侧而牙根在唇侧。

第Ⅳ类：阻生尖牙位于牙槽突，多为垂直位，在侧切牙和第一前磨牙之间。

第Ⅴ类：无牙颌的阻生尖牙。

（二）上颌阻生尖牙的拔除方法

Ⅰ类阻生尖牙拔除的切口自中切牙至第二前磨牙的远中腭侧龈缘，并沿腭中线向后延约 1.5 cm；双侧阻生可将双侧第二前磨牙之间腭侧的龈缘切开，如阻生位置高可距龈缘 5 mm 切开。翻瓣后去骨暴露牙冠或牙体，用牙挺或牙钳拔出；水平位可将牙在牙颈部横断或分段截断，而后分别挺出。

Ⅱ类阻生尖牙采用唇侧梯形或弧形切口暴露，参照上述方法拔除。

术中应注意保护邻牙，防止伤及邻牙牙根，避免与上颌窦或鼻底穿通。

四、上颌前部埋伏额外牙拔除术

上颌前部是额外牙的好发部位，萌出的额外牙因大多为畸形牙，比较好鉴别，埋伏额外牙除造成错畸形、邻牙牙根吸收、影响正畸治疗外，还是引发牙源性囊肿和肿瘤的原因。上颌前部额外牙埋伏偏于腭侧居多，拔除手术要点如下。

（1）麻醉。可选用局部浸润麻醉，对埋伏较深、位置较高的额外牙可采用眶下神经阻滞麻醉和鼻腭神经阻滞麻醉。儿童患者可以配合镇静术或全身麻醉。

（2）手术入路。位于邻牙唇侧或邻牙牙根之间，可以选择牙槽突唇侧弧形切口或龈缘梯形切口。如位于邻牙腭侧，通常选用腭侧龈缘切口。

（3）打开骨窗。

（4）保护邻牙。开窗位置应尽量远离邻牙。术中应随时感觉邻牙是否有关联性动度。

距邻牙较近的去骨使用骨凿较骨钻安全。

（徐茂堂）

第三节　牙拔除术的并发症

一、术中并发症

1. 晕厥

临床较为少见。

2. 牙根折断

牙根折断是拔牙术中常出现的并发症。掌握各类牙及周围骨质的解剖特点，准确地检查和判定其病变情况，熟练掌握正确的操作手法，不断总结临床经验，可以尽量减少技术原因造成的断根。

3. 软组织损伤

（1）牙龈损伤：多为撕裂伤，主要发生于拔牙安放牙钳时。

（2）邻近软组织损伤。

4. 骨组织损伤

（1）牙槽突骨折：牙槽突骨折多因拔牙用力不当、牙根与牙槽骨粘连或牙根形态异常所致。

（2）下颌骨骨折：暴力是发生骨折的直接原因。

5. 邻牙、对牙损伤

多是以邻牙作为支点造成，选择合适的牙钳，遵循牙钳、牙挺的使用原则是避免邻牙损伤的关键。

6. 神经损伤

拔牙时可能损伤的神经有颏神经、舌神经、鼻腭神经、颊神经和下牙槽神经。

7. 颞下颌关节损伤

颞下颌关节可能因开口过大、时间过长而发生脱位，尤其是既往有颞下颌关节脱位史的患者。

8. 断根移位

断根移位通常是由于取根过程盲目操作，器械顶在断根的断面上，并向根尖方向施力造成的。

9. 口腔上颌窦交通

多发生于上颌磨牙取根致牙根移入上颌窦，窦底穿孔，术中可用鼻腔鼓气法检查是否有口腔上颌窦交通。交通口>7 mm，需用邻位组织瓣关闭创口。可将颊侧牙槽突适当降低后，利用颊侧梯形组织瓣关闭，也可使用腭侧黏骨膜舌形瓣转移封闭创口。组织瓣封闭交通口的关键是组织缝合区有足够的新鲜创面接触，且下方有骨支持。必须做到无张力缝合。

二、术后反应和并发症

拔牙后反应是指拔牙术对组织的创伤所引发的疼痛或肿胀，是组织正常的应激反应。

1. 拔牙后反应性疼痛

牙拔除时，骨组织和软组织均受到不同程度的损伤，创伤造成的代谢分解产物和组织应激反应产生的活化物质刺激神经末梢，引起疼痛。除创伤外，过大的拔牙创血块易分解脱落，使牙槽骨壁上的神经末梢暴露，受到外界刺激，可引起疼痛。

2. 术后肿胀反应

术后肿胀多在创伤大时，特别是翻瓣术后出现。已发生于下颌阻生牙拔除术后，出现在前颊部，可能是组织渗出物沿外斜线向前扩散所致。此类肿胀个体差异明显，与翻瓣时的创伤、瓣的切口过低和缝合过紧也有关。

3. 术后开口困难

术后的单纯性反应性的开口困难主要是由于拔除下颌阻生牙时，颞肌深部肌腱下段和翼内肌前部受创伤及创伤性炎症激惹，产生反射性肌痉挛造成的。应注意与术后感染、手术致颞下颌关节病发作相鉴别。用去骨法拔牙时，切开及翻瓣大小应适度，尽量减轻磨牙后区的创伤。明显的开口受限可用热含漱或理疗帮助恢复正常开口度。

4. 拔牙后出血

拔牙后出血可分为原发性出血和继发性出血。原发性出血为拔牙后当日，取下压迫棉卷后，牙槽窝出血未止，仍有活动性出血。继发性出血是拔牙出血当时已停止，以后因创口感染等其他原因引起的出血。

5. 拔牙术后感染

常规拔牙术后急性感染少见，多为牙片、骨片、牙石等异物和残余肉芽组织引起的慢性感染。发生拔牙创慢性感染时，患者常有创口不适；检查时可见创口愈合不良、充血，有黯红色、疏松、水肿的炎性肉芽组织增生，可有脓性分泌物；X线摄片检查常显示牙槽窝内有高密度的残片影响。局部麻醉下，彻底搔刮冲洗，除去异物及炎性肉芽组织，使牙槽窝重新形成血凝块而愈合。

6. 干槽症

干槽症的诊断标准为：拔牙2~3天后有剧烈疼痛，并可向耳颞部、下颌区或头顶部放射，一般镇痛药物不能止痛；拔牙窝内可空虚，或有腐败变性的血凝块，腐臭味强烈。

干槽症的治疗原则是通过彻底的清创及隔离外界对牙槽窝的刺激，以达到迅速止痛、缓解患者痛苦、促进愈合的目的。

干槽症的治疗方法很多。有学者对多种方法比较后，提出的最佳解决方案是通过传导阻滞麻醉，在完全无痛的情况下彻底清创。

7. 皮下气肿

皮下气肿发生的原因可能是由于在拔牙过程中，反复牵拉已翻开的组织瓣，使气体进入组织中；使用高速涡轮机时，喷射的气流导致气体进入组织；术后患者反复漱口、咳嗽或吹奏乐器，使口腔内不断发生正负气压的变化，使气体进入创口，导致气肿形成。为预防其发生，应避免过大翻瓣。使用涡轮机时，应使组织瓣敞开。术后嘱患者避免做鼓气等造成口腔压力加大的动作。

（徐茂堂）

第九章

牙体缺损的修复治疗

第一节　嵌体修复

嵌体是一种嵌入牙体内部，用以恢复牙体缺损的形态和功能的修复体。

牙体缺损的大小是决定牙体缺损修复体类型选择的主要因素。嵌体位于牙体内部，由牙体组织所包绕，其固位主要通过箱状固位形。嵌体只能修复缺损的牙体，不能为剩余的牙体提供保护。因此，嵌体要求有足够的剩余牙体组织保证固位和抗力。在牙体缺损的各种修复体中，嵌体所能修复的牙体缺损量最小。

一、嵌体的种类

（1）根据嵌体覆盖牙面的不同，可以分为单面嵌体、双面嵌体和多面嵌体（MOD）。

（2）根据嵌体修复牙体缺损的部位的不同，可以分为𬌗面嵌体、颊面嵌体、邻𬌗嵌体等。

（3）根据制作嵌体材料的不同，可以分为合金嵌体、瓷嵌体和树脂嵌体等。

1）合金嵌体：制作嵌体的合金有金合金、镍铬合金等。金合金化学性能稳定、铸造收缩小、有良好的延展性和机械性能，是制作后牙嵌体的理想材料。

2）瓷嵌体：有传统的长石基的烤瓷嵌体，有使用金沉积制作金基底层的金沉积瓷嵌体，有白榴石增强和二硅酸锂增强的热压铸玻璃造陶瓷嵌体，有计算机辅助设计与制造（CAD/CAM）加工的瓷嵌体等。具有天然牙的颜色和半透明性，美观性好。

3）树脂嵌体：制作嵌体的树脂是在技工室聚合的所谓硬质树脂，普通的复合树脂强度、耐磨性较差，不能用来制作嵌体。硬质树脂通过两类方法增加了强度和耐磨性：一是改良复合树脂组成成分，通过改变无机填料或加入玻璃纤维；二是改良聚合方法，通过加热、加压、在惰性气体中聚合等，减少树脂内气泡和表面的氧化阻聚层的形成。树脂嵌体具有操作简便，容易在口内修补、抛光，弹性模量与牙本质近似，不易折裂，对对𬌗牙磨耗小等优点，是一种良好的美学嵌体材料。

二、嵌体的适应证和禁忌证

能够采用充填法修复的牙体缺损原则上都可以采用嵌体修复。但与充填体相比，嵌体还具有以下优越性。

（1）可以更好地恢复咬合接触关系，充填体在口内直接完成，而嵌体是在口外模型上制作完成，可以更精确地恢复𬌗面形态和与对𬌗牙的咬合关系。

（2）可以更好地恢复邻面接触关系，恢复正确的邻面接触点的部位、大小、松紧等。

（3）合金嵌体具有更好的机械性能，能抵抗各种外力而不出现变形、折裂等。瓷嵌体和树脂嵌体具有更好的美学性能，可以高度抛光，减少菌斑的附着。

因此，嵌体可以代替充填体，修复需要满足以上更高要求的牙体缺损患牙。

根据嵌体的固位和抗力特点，嵌体所能修复的患牙要求有较多的剩余牙体组织。牙体缺损大、剩余牙体组织不能为嵌体提供固位和保证自身的抗力，则在口内行使功能时容易产生嵌体的脱落或牙体的折裂，为嵌体修复的禁忌证。

近年来，随着粘接技术的发展，小的前牙牙体缺损临床上一般采用复合树脂充填，可以达到良好的固位和抗力满足前牙美观、功能等要求。而嵌体则更适合于后牙的牙体缺损修复。

三、嵌体的修复设计——嵌体的洞形

1. 嵌体的洞形要求

与充填体的窝洞要求近似，但除了作预防性扩展、底平、壁直、点线角清楚等要求之外，还有以下特点：洞形无倒凹，充填体可以利用窝洞的倒凹固位，但嵌体是在模型上制作完成后戴入到制备的洞形内，要求所有轴壁不能有任何倒凹，否则不能戴入。嵌体洞形的相对轴壁要求尽量平行，或微向𬌗面外展6°，既保证嵌体的固位又方便就位。瓷嵌体的洞形可适当增加𬌗面外展度。

2. 预备洞缘斜面

当使用合金制作嵌体时，洞形的边缘特别是在𬌗面洞形的边缘预备45°的洞缘斜面。一是去除了洞缘的无牙本质支持的釉质，防止边缘牙体组织折裂；二是增加边缘的密合度，防止继发龋的产生。

无论是强度还是防龋，修复体的边缘是一薄弱区域。为了保护修复体的边缘和洞缘的牙体组织，嵌体𬌗面洞形的边缘应离开咬合接触点1 mm。为了自洁，嵌体的邻面洞形的颊舌边缘应离开邻面接触点。

合金嵌体强度高，尤其是金合金有着良好的延展性，修复体边缘虽薄但不易折裂，可以制备洞缘斜面。但瓷嵌体和树脂嵌体强度不足，一般不能制备洞缘斜面。

3. 辅助固位

嵌体的固位主要通过箱状固位形，固位力的大小主要取决于洞的深度和形态。为了增加固位，还可以增加钉洞固位形、沟固位形等。

邻𬌗嵌体，为了防止修复体向邻面水平脱位，需要在𬌗面制备鸠尾固位形。鸠尾固位形的预备尽可能利用缺损区和发育沟，既达到固位的目的，又不影响牙体的抗力。鸠尾的峡部一般放在两个相对牙尖三角嵴之间，宽度为颊舌尖宽度的1/3~1/2。

4. 对剩余牙体的保护

由于嵌体位于牙体内部，只能修复缺损的牙体，不能为剩余的牙体提供保护。咬合时，嵌体受力后将力传导至洞的侧壁，在剩余牙体内产生拉应力。牙釉质、牙本质是抗压而不抗拉的脆性材料，过大的拉应力会造成牙体折裂。后牙颊舌向的受力较多，剩余的邻面牙体对保证抗力非常重要。当剩余牙体组织薄弱，特别是 MOD 缺损，剩余的颊舌壁薄弱，则受力后容易产生牙体折裂，这时可采用高嵌体修复。

5. 高嵌体

高嵌体一般由 MOD 演变而来，覆盖整个𬌗面，可以减少咬合时牙体内部有害的拉应力的产生，保护剩余的牙体。高嵌体还可以恢复或改变患牙的咬合关系。

高嵌体要求有较高的强度，一般使用合金材料制作，但现在可用于制作全冠的高强度的二硅酸锂增强的热压铸造陶瓷、硬脂树脂等也可制作高嵌体。

6. 洞形的垫底嵌体

洞形预备要求底平，底平可使应力均匀分布。但去腐后洞底多为不规则状，可以使用垫底材料将洞底垫平。垫底材料很多，树脂、树脂改良玻璃离子、复合体类材料具有良好的强度，可以通过牙本质粘接剂与牙体粘接固位，可以光聚合，操作方便。树脂改良玻璃离子和复合体类材料还可以释氟，有一定的防龋性能。

7. 粘接水门汀的选择

嵌体的边缘线长，暴露的水门汀溶解后会出现边缘微漏，造成边缘的染色和继发龋。嵌体的粘接应使用不溶于唾液的水门汀。树脂类水门汀粘接力强，不溶于唾液。使用高强度的树脂类水门汀，还可以提高嵌体的抗力。瓷嵌体和树脂嵌体必须使用树脂类水门汀粘接。

四、嵌体的牙体预备

（一）邻𬌗嵌体的牙体预备

1. 𬌗面洞形的预备

预备前应用咬合纸仔细检查咬合接触点的位置，根据缺损大小和咬合接触点的位置，设计洞形的外形和扩展范围。

（1）首先去净腐质。

（2）使用短锥状钨钢钻针或金刚石针制备，洞的深度至少为 2 mm，洞越深固位越好，但牙体组织的抗力下降。洞形达到底平、壁直的要求，过深的洞可用垫底材料垫平。所有轴壁保持平行或𬌗向外展 6°，与嵌体就位道一致。洞形由缺损适当预防性扩展，包括邻近的点隙、发育沟等，使洞缘位于健康的牙体组织内，并且离开咬合接触点 1 mm。

制备鸠尾固位形，防止嵌体水平脱位。鸠尾的峡部一般放在两个相对牙尖三角嵴之间，宽度为颊舌尖宽度的 1/3~1/2。

2. 邻面洞形的预备

使用平头锥状钨钢钻针或金刚石针制备邻面箱状洞形。邻面箱状洞形的颊舌轴壁和龈壁应离开邻面接触点，位于自洁区。两颊舌轴壁可外展 6°，龈壁应底平，与髓壁垂直，近远中宽度至少为 1 mm。

邻面箱状洞形的 3 个轴壁和𬌗面洞形的 3 个轴壁应保持平行，与就位道方向一致（图 9-1）。

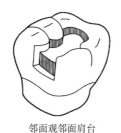

邻面观邻面肩台

图 9-1　后牙邻𬌗嵌体盒形窝洞

3. 洞缘斜面的预备

合金嵌体需制备洞缘斜面；所有洞缘均应制备 45°的洞缘斜面，去除洞缘的薄弱牙体组织，防止边缘牙体折裂；增加边缘的密合度，防止继发龋的产生。

洞缘斜面可使用火焰状钻针预备。邻面洞形的龈壁洞斜面预备时，钻针的方向与就位到一致并平行于邻牙邻面龈 1/3。𬌗面牙尖高锐、牙尖斜度大时，可在洞缘预备无角肩台（chamfer）边缘代替洞斜面。

最后精修完成。

（二）MOD 高嵌体的牙体预备

（1）同邻𬌗嵌体预备𬌗面以及邻面洞形。

（2）𬌗面预备沿𬌗面解剖外形均匀磨除，功能尖磨除 1.5 mm，非功能尖 1.0 mm。在功能尖的外斜面咬合接触点以下约 1 mm 处预备终止边缘，形态为直角肩台或无角肩台，宽度 1 mm，保证足够的强度。

五、嵌体的技工制作

临床上嵌体的牙体预备完成，制取印模，然后就转入技工室制作阶段。嵌体的技工室制作主要包括以下步骤：工作模型和代型制备，蜡型制作，包埋铸造，最后打磨、抛光完成。

（一）工作模型和代型

制取工作印模后，使用人造石等模型材料灌注工作模型，技师将在此工作模型上制作嵌体。工作模型应再现与所修复牙齿有关的各种信息，工作模型需要满足以下要求。

（1）精确再现所修复牙的牙体预备体的形态。

（2）精确再现所修复牙的牙体预备体与邻牙等的关系。

（3）便于嵌体的蜡型制作。

（4）具有足够的强度和表面硬度。

（5）精确再现咬合关系。

为了便于蜡型的制作，工作模型上所修复牙的牙体预备体部分应能够从工作模型上取出，并能够精确地回位于工作模型上，这部分称为代型。制作活动代型的方法有代型钉、Pindex 系统和 Dilok 托盘等方法。活动代型制作完成后要对其进行修整。将代型从模型中取出，用梨形或菠萝形钨钢钻距预备体边缘 0.5~1 mm 修整代型根部，代型根面部分形态应近似天然牙，用球钻修整龈缘处石膏，暴露预备体边缘，最后用尖头手术刀完成对终止线的修整。用圆头雕刻刀平整终止线以下的代型根面部分，使其表面光滑。如果根面部分不平整，雕蜡型颈缘时会影响雕刻刀平滑经过，造成蜡型表面皱褶（图9-2）。

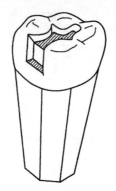

图9-2　人造石代型修整完成

（二）蜡型制作

修整后的代型表面涂一层硬化剂，以防止蜡型制作中损伤模型，涂间隙剂以预留出粘接剂的空间。间隙剂厚 20～40 μm，均匀涂抹于距终止线 0.5～1 mm 以上的牙体预备体模型上。间隙剂干燥后表面涂一层分离剂，以便于制作完成的蜡型从石膏代型上取出。

蜡型就是制作修复体的熔模。蜡型用包埋材料包埋，加热将蜡型熔化挥发，形成铸模腔，将熔化的合金注入铸模腔内，冷却后形成铸件。嵌体蜡型常用嵌体蜡制作，嵌体蜡具有加热熔融后流动性好，不易剥脱、不易破损，光滑，冷却后较坚硬，便于精细雕刻等优点，是一种理想的蜡型材料。

制作嵌体蜡型的方法有直接法、间接法和间接直接法 3 种。直接法是直接在口内预备的牙体预备体上直接制取嵌体蜡型，优点是免去了制取印模和模型等步骤，但口内制作蜡型操作不便，患者不适，一般只用于简单嵌体蜡型的制作，临床上很少使用。临床上常用的是间接法制作嵌体蜡型，即在工作模型和代型上进行蜡型制作，操作直观，可以精确地再现邻接面、边缘、钉洞固位型等复杂形态。

临床常用的有滴蜡法，用蜡勺熔蜡滴在代型上，充满嵌体洞型的点线角、钉洞和固位沟内，再次滴蜡时注意用热蜡刀烫熔上次所滴蜡之边缘，使每次滴的蜡完全熔解连接在一起，还能防止气泡形成。多次滴蜡，形成咬合面和邻接面形态。最后蜡型表面光滑精修完成。蜡型在反复加热及操作过程中，其内部会产生应力，应力一旦释放，将导致蜡型变形，所以为减小变形，蜡型不应离开代型，一旦从代型上取下，应尽快进行包埋铸造。

（三）包埋铸造

合金嵌体通常使用失蜡法铸造而成，包括 3 个基本步骤：首先用耐火的包埋材料包埋蜡型，称为包埋；其次加热使蜡型彻底熔化挥发，形成修复体铸型腔，称为焙烧；最后将熔化的合金注入铸型腔内形成铸件，称为铸造。

包埋前要在嵌体蜡型上安插铸道，铸道是熔化的合金进入铸型腔的通道。铸道一般选用一定粗度的蜡线制作，固定在蜡型的适当部位，单面嵌体一般在蜡型中央，双面嵌体安插在边缘嵴处（图9-3）。

在距离蜡型约 2 mm 的铸道上可加一扁圆形蜡球，在铸造中，当铸件收缩时补偿铸件体积的收缩，称为储金球。储金球的大小应与蜡型的体积相当。储金球应位于铸圈的热力中心处。

1. 包埋

目前临床上使用的包埋材料一般为磷酸盐类包埋材。选择相应大小的铸圈和铸造座，在铸圈内侧距铸圈两端 5 mm 处放置薄蜡片作为内衬，以利于包埋材膨胀，方便开圈，增加透气性，蜡型应放置于距铸圈底面 5~6 mm 处，保证铸圈底部有足够厚度和强度，防止铸造离心力使熔融金属穿出，同时也保证了蜡型离开热力中心区（图 9-4）。

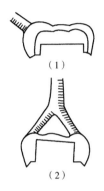

（1）

（2）

图 9-3　铸道针的正确位置

（1）铸道针挺插在蜡最厚的部位；（2）铸道针插在蜡型邻面最突出的部位

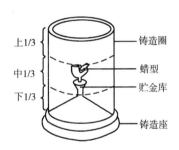

图 9-4　蜡型在铸造圈中的位置

2. 焙烧

包埋材凝固 1~2 小时后将铸圈进行焙烧，目的是使蜡型彻底熔化挥发，形成修复体铸型腔，同时使包埋材受热膨胀，补偿铸件的收缩。

3. 铸造

铸圈焙烧完成后进行铸造。一般采用高频离心铸造机，将合金熔化，利用离心力将熔化的合金注入铸型腔内。熔铸后铸圈口朝上放于安全处，室温自然冷却，以减少铸件脆性和体积收缩。

（四）磨光和抛光

铸圈完全冷却后开圈，喷砂清除铸件周围的包埋材。使用树脂切盘切割铸道，切割时要尽量靠近铸件，但是不能破坏铸件。切割时一定要注意支点和自我保护，同时，也可准备冷水及时冷却切割时产生的高温。

磨除嵌体铸件组织面的铸造产生的瘤子、结节等，使嵌体在代型上顺利就位。调改咬合面和接触点，形成正确的咬合关系和邻接触关系，检查边缘是否密合。使用磨具由粗向细磨平嵌体表面，橡皮轮磨光，最后用毡轮或干抛光布轮蘸抛光膏进行抛光。将完成的嵌体送至临床试戴。

（王金凤）

第二节　瓷贴面修复

瓷贴面是应用粘接材料将薄层人工瓷修复体固定于患牙唇面，以遮盖影响美观的缺损、变色等缺陷的一种修复方法。由于此类修复可不备牙或少备牙（常选用），能最大限度地保留牙体组织，对牙髓刺激小，符合牙齿修复的生物学原则。作为一种保存性修复治疗手段，瓷贴面现已被广泛用于临床美学修复，尤其适于对年轻恒牙、髓腔较大的前牙进行修复。但是要在有限的厚度空间（1 mm 左右）做到遮色、自然的色泽层次感、切端的透明感和龈端向基牙的平滑过渡，对临床医师和技师的要求很高。本节将针对瓷贴面在临床应用中常遇到的相关问题进行解答（图 9-5）。

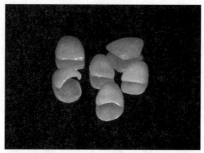

瓷贴面修复体

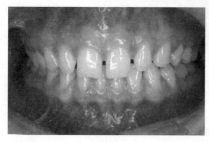

瓷贴面修复前

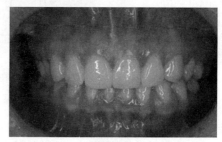

瓷贴面修复后

图 9-5　瓷贴面修复

一、瓷贴面的种类

目前临床常用的瓷贴面修复体依制作方法不同主要分为 3 类，各有优缺点。

1. 传统烤瓷贴面

先用耐火材料制作代型，然后堆积瓷粉在烤瓷炉中焙烤制作完成。此种贴面能表达较丰富的个体形态和色泽特征，美观效果好，厚度 0.2~0.5 mm，因此能最大限度保存牙体组织，且有一定遮色能力。但脆性大、韧性差，受力后容易碎裂，材料在烧结时会明显收缩，贴面边缘不易掌控，对技师的要求很高。主要用于不磨牙或少磨牙的传统瓷贴面制作及近年新推出的微型瓷贴面修复 ［图9-6（1）］。

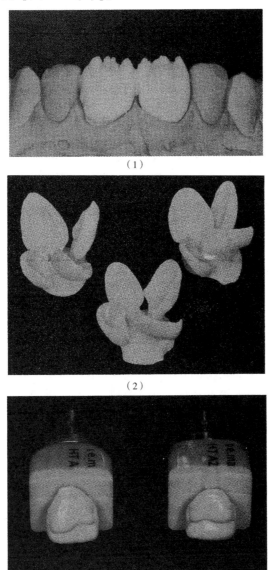

（1）

（2）

（3）

图9-6　各种瓷贴面
（1）烤瓷贴面；（2）铸瓷贴面；（3）CAD-CAM瓷贴面

2. 铸瓷贴面

是采用失蜡铸造的方法制作瓷贴面。在各种全瓷修复体制作工艺中，铸瓷"通透"和"滋润"的微妙美学感觉最好。如果不满意通过外染色方法表达个体色泽特征，也可在唇面和切端烤制饰面瓷，以进一步提高美学效果。铸瓷贴面有较好的强度及韧性，透明度与牙釉质相近，使用时颜色更加自然。此外，由于热压可使瓷边缘更密合，多次加热（上色、上釉）还可使其强度增加，不易变形、收缩。但遮色效果较差，由于厚度不小于0.6～0.8 mm，因此需磨除少量牙体组织 ［图9-6（2）］。

3. CAD/CAM 加工瓷贴面

随着 CAD/CAM 技术的不断演进，有些系统可以用数控切削工艺制作玻璃陶瓷贴面，用外染色方法表达个体色泽特征；也有切削高强度材料内核再堆积瓷泥烤制饰面瓷的工艺，以为提高瓷贴面的强度及遮色效果。但贴面有限的厚度无疑对数控切削工艺的精度、制品强度和美学效果都提出挑战，为了丰富和提高瓷贴面的美观效果，常需制成较厚的贴面，故需磨除较多牙体组织 [图 9-6 (3)]。

二、贴面修复的适应证

瓷贴面最初主要是用来遮盖轻度前牙变色及修复少量牙体缺损。近年，随着新型瓷材料和制作技术的诞生以及树脂粘接剂本身物理、化学性能的不断完善，瓷贴面修复的适应证也逐渐扩大。

（一）修复变色牙

牙齿变色可用瓷贴面修复，如氟斑牙、四环素牙、老龄变色牙及死髓变色牙等。临床实践表明，用瓷贴面修复氟斑牙效果最佳。因为氟斑牙变色主要发生在牙釉质表层，当完成瓷贴面牙体制备后，暴露的牙体颜色已基本接近正常，用瓷贴面覆盖容易获得理想的美学效果。瓷贴面修复中度以下四环素牙的效果也较理想，通过适当加厚瓷层或粘接层及合理应用不同颜色粘接剂即可完成。对重度四环素牙及单个死髓变色牙行瓷贴面修复有一定难度，因为瓷贴面较薄，其遮色能力有限，会有一定的透色现象发生。虽然用遮色粘接剂可适当缓解上述问题，提高修复后牙齿的亮度，但遮色粘接剂易使修复后的牙齿颜色过白，表现为缺乏层次。修复医师应对术后可能出现的问题有所预判，且应告知患者，在征得其同意的前提下再设计瓷贴面修复，否则应选用其他修复手段。

（二）修复轻中度牙釉质缺损

牙釉质发育不全的前牙常伴不同程度牙体缺损及颜色异常。用瓷贴面较易遮盖此缺陷。但修复时常因贴面厚度不均而在同一牙面上有颜色不协调的现象。若能在贴面修复前用充填树脂填补牙体缺损、遮盖较深的变色，可纠正此现象。也可通过制作均匀厚度的瓷贴面，用粘接树脂在随后的粘接中直接完成修补。

（三）修复前牙间隙

可用瓷贴面关闭前牙间隙。临床有两点需特别注意：首先要预防出现牙颈部的黑三角，可通过调整接触点位置或接触区大小加以修正；其次需解决因关闭间隙而形成的牙体过宽，长宽比失衡。临床可通过加大切外展隙、调改近远中边缘嵴的位置及生成近远中斜面，并对其加深染色或加大邻面透明度，使之产生视觉反差加以解决。还可通过牙冠延长术调改牙冠的长宽比。

（四）修复轻度错位、异位及畸形牙

错位、异位及畸形牙在体积及形态上与对侧同名牙有不同程度差异，牙体预备时常需调磨较多牙体为瓷贴面提供适量空间。但若去除牙体过多会刺激牙髓，磨牙量不足又会影响外形。因此最好在修复前制作诊断蜡型或应用诊断饰面技术，以预测美学效果。此外还常需对邻牙进行适当调改，使左右形体对称。必要时还应采用牙龈手术及正畸治疗，以期达到牙齿及牙龈形态的协调。

（五）修复前牙牙体缺损

前牙牙体缺损一般常用瓷冠或复合树脂修复，但前者备牙较多；后者常发生修复体脱落、磨损及变色，远期效果不稳定。用瓷贴面修复可弥补上述缺陷。修复时应注重调整切端修补处透明度，适当应用外染色或添加切端饰瓷，可再现原牙的美学效果。据研究报道，可用瓷贴面修复小于 4 mm 的前牙牙体缺损。

三、瓷贴面适应证选择的注意事项与应对措施

（一）牙釉质严重缺损

严重牙釉质缺损应禁止使用瓷贴面，因为瓷贴面与基牙间并无机械固位，只能由树脂粘接剂与基牙粘接。实践证明，树脂粘接剂与牙釉质的结合效果最佳。瓷贴面修复的预备面，尤其是边缘应该位于牙釉质层，以为瓷贴面的长期预后提供保证。但若牙釉质严重缺损，瓷贴面与牙齿间的结合基础受到破坏，必然会影响瓷贴面的固位。

（二）牙列重度不齐

由于瓷贴面常规牙体预备量较少，不宜用于纠正较重的牙列不齐，尤其对美学效果要求高的患者，通常需先经正畸纠正后才可考虑贴面修复。但若仅有个别患牙排列不齐，且患者对牙齿排齐要求不高，可考虑瓷贴面修复。最好先制作诊断蜡型，让患者对未来效果有视觉预判。

（三）深覆𬌗、闭锁𬌗

当前牙深覆𬌗，下牙唇面严重磨损无间隙时，不宜立即用瓷贴面修复下前牙。应先对此类患者正畸矫正，并在完成正畸治疗后多戴一段时期保持器，以求牙列稳定。完成修复备牙后应先制作临时贴面修复体或下前牙软𬌗垫，以保存备牙间隙。

（四）副功能和口腔不良习惯

对有副功能和口腔不良习惯（如磨牙症、反𬌗及对刃𬌗）的患者应慎用瓷贴面修复。因为瓷贴面在切端受力时，粘接层界面上的剪切应力会明显提高，易破坏粘接剂的固位力。若此时设计瓷贴面修复应作好咬合调整。

四、瓷贴面修复的牙体预备

（一）瓷贴面修复是否需作牙体预备

瓷贴面修复的牙体预备是影响修复效果的关键因素之一，不同的预备方法及需要磨除的牙量也是学者们争论的问题。瓷贴面修复前先对基牙行少量牙体预备现正成为大多数医师的选择。因为：①少量牙体预备可增强粘接树脂与酸蚀后牙釉质的粘接力，尤其用粗糙金刚砂车针预备后效果更佳；②可为预防龈边缘形成过凸外形提供充分空间以及控制应力分布；③牙齿未经预备，由于边界不清会引起技工制作困难；④有利于引导贴面正确就位及粘接后的边缘修整。

（二）瓷贴面修复牙体预备的原则

瓷贴面牙体预备应服从口腔修复学有关牙体预备的各项基本原则。

1. 生物原则

牙体预备时应尽量保存牙体组织，预备面最好位于牙釉质层内，以减少因牙本质暴露而引发敏感等牙髓刺激征及边缘微漏而致继发龋。此外，完成的修复体还应保证对牙龈无刺激，其龈边沿应尽量设计在易清洁区。

2. 机械原则

由于瓷贴面主要依靠粘接固位，因此对固位形的要求不高，但为了提高固位效果，需尽量加大修复体与牙釉质的粘接面积，此外，还应保证基牙预备后不存在倒凹影响瓷贴面就位。预备体的边缘不应有尖锐的内线角，以分散修复边缘的应力。

3. 美学原则

牙体预备应均匀、适量，既保证足够空间以形成修复体的正确形态，使贴面修复后不致形成过凸的牙齿外形，又能使修复体的厚度保持均匀且具有足够的遮色效果。

（三）瓷贴面修复牙体预备的方法

1. 瓷贴面牙体预备方法的分类

根据瓷贴面在患牙切端交界面的不同设计，可分为开窗型［图9-7（1）］、对接型［图9-7（2）］和包绕型［图9-7（3）］三种基本类型。开窗型牙体预备主要用于牙体完整且无须修改冠长者，多用于上前牙。若需修改切端长度可选用切端对接型或包绕型预备。对接型牙体预备常用于下前牙及牙冠切端较薄者。包绕型牙体预备多用于牙冠切端有一定厚度者，如尖牙的修复预备。

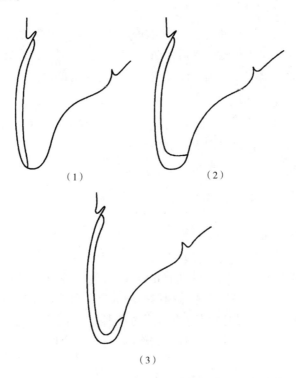

（1）　　　　　　　　（2）

（3）

图9-7　瓷贴面牙体预备类型

（1）开窗型；（2）对接型；（3）包绕型

2. 瓷贴面牙体预备的步骤和操作要点

虽然根据不同情况瓷贴面牙体预备或有变化，但各部位预备的操作要点如下。

（1）唇面制备：应依唇面外形为瓷贴面修复体提供均匀的 0.5~0.8 mm 空间。磨除量应根据所选瓷贴面材料要求、患牙变色程度及牙齿排列程度决定，但应尽量保证预备面位于釉质层内。

（2）邻面制备：邻面预备的边缘应位于接触点唇侧，呈浅凹或无角肩台外形。对无接触点的患牙，瓷贴面可包括整个或部分邻面，临床实践证实前者感觉更舒适且易于自洁。

（3）切缘制备：①开窗型牙体预备，在完整保留舌侧牙体组织的前提下于切缘处制备一浅凹或无角肩台；②对接型牙体预备，均匀去除 1 mm 以内的切端牙体组织；③包绕型牙体预备，切端去除 1 mm 牙体组织，且向舌侧制备 0.5 mm 浅凹或无角肩台。

实践证明，开窗型牙体预备对贴面的长期保存有利，但切端因存有部分牙体组织，会影响其透明度。在对接和包绕预备型上完成的贴面修复，其切端透明度能得到保障，美学效果较好，但磨除牙量较多。

（4）龈缘制备：瓷贴面龈端边缘应为浅凹型或无角肩台，位于龈上或近龈缘处。但在修复重度变色牙时，为美观需求也可设计龈下 0.5 mm 边缘。

五、瓷贴面修复体的粘接

瓷贴面的粘接可分为 3 个阶段：口内试戴与外形调改，试粘贴面确定颜色和粘接固定。

1. 瓷贴面的口内试戴与外形调改

首先应确认贴面能否完全就位，可用高点指示剂检查组织面及修复体边缘，磨除干扰点，以保证修复体与预备面相吻合，且在边缘处无悬突。若因关闭前牙间隙而人为造成的修复体悬突，需将悬突与龈接触的部位调改成光滑外突形，且与龈组织轻压接触，以预防食物嵌塞及易于用牙线自洁。当单个贴面完全就位后，再戴入邻牙修复体。此时应重点检查相邻修复体间的接触是否恰当，以预防最终粘接时修复体无法完全就位。最后再确认及调改瓷贴面修复体的大小、形态，表面质地、排列及咬合等，直至符合要求。

2. 试粘贴面确定颜色

瓷贴面修复后的颜色受许多因素影响，如瓷贴面制作方法——分层堆砌或外染色；染色剂的选择和应用；瓷贴面修复体的厚度、表面形态及质地；不同颜色树脂粘接剂及遮色剂的应用等。

瓷贴面的厚度通常只有 0.5~0.8 mm，而文献报道当瓷贴面厚度少于 1 mm 时，基牙底色就将会影响瓷面颜色。因此，瓷贴面修复的颜色效果不仅要考虑瓷层的色调与明度，还应考虑粘接层的色调、明度及其与瓷层的匹配效果。临床应用发现瓷贴面用树脂粘接后，修复体的明度较比色时暗。因此在用树脂粘接瓷贴面前，应选用与其颜色匹配的水溶性试粘接剂试戴，以预览颜色效果。瓷贴面粘接树脂通常有多种颜色，以 3M 粘接剂为例，其遮色粘接剂的明亮度最高，A5 色粘接剂的饱和度最大。临床试戴时可根据需求选用粘接剂，还可将不同颜色粘接剂按比例混匀后使用。当选出满意的粘接剂颜色效果后，试粘接剂用水冲洗即可清除。为获得更加自然的临床表现，在对多颗前牙行贴面修复时，邻近中线的修复体应用较白的颜色或粘接剂，而邻近余留真牙的修复体需选择稍深色的修复体或用透明粘接剂进行粘接，以预防完成修复后的牙列有明显的颜色阶梯表现。此外，遮色粘接剂最好不要单独使用，而应与其他颜色的粘接剂调和后再用，以确保贴面粘接后色彩自然。

在修复单个变色牙时，为使其颜色与未修复牙颜色协调，除应选择适当颜色粘接剂调色外，还可对修复体外染色以获取更自然的颜色表现。变色牙的基牙底色常为黄色、灰褐色、褐色。临床可用补偿色理论补偿预备体基牙的颜色。用颜色的加、减混合及补色原理，用着色剂将修复体的颜色作一些调整：如加蓝色染料，可使色相向绿色偏移；加红色染料，可使色相向黄色偏移；加蓝、紫、红色染料，均可使修复体表面明亮度降低；加黄色染料可提高明亮度；加黄、红染料均可使修复体彩度增加，特别是黄色染料；加蓝、紫色染料可使修复体彩度降低，特别是蓝色染料等。

3. 瓷贴面的最终粘接固定

为提高瓷贴面与树脂粘接剂间的粘接强度，玻璃陶瓷类的瓷贴面修复体粘接前需用5%氢氟酸溶液酸蚀组织面1分钟。而用氧化铝或氧化锆制成的瓷贴面则无须此过程；瓷贴面的组织面还应涂硅烷偶联剂及釉牙本质粘接剂，以使瓷贴面与粘接树脂间具有机械化学双重固位效果。对基牙牙面需用37%磷酸溶液酸蚀0.5~1分钟，然后用清水冲洗干净。若基牙牙面均为牙釉质，吹干后即可行下一步操作；若有牙本质外露，则需对暴露处牙本质使用湿面球沾去积水，保持其表面湿润（湿性粘接理论，有益于减少术后敏感）。之后再涂釉牙本质粘接剂，最后用试色时选定的树脂粘接剂将瓷贴面固定于基牙上。当确认完全就位后，可先用毛刷祛除多余粘接剂，再光照固化瓷贴面；也可先将修复边缘光照2~3秒预固化，待去尽多余粘接剂后再最后固化。临床应用证实后者更实用，且能预防在操作时修复体的移动。贴面固定后尤其要确保龈沟内粘接剂的清除，建议在粘接前于沟内置一排龈线，当完成初步固化及祛除多余粘接剂后再取出，以预防粘接剂滞留于龈沟。此外，各牙间应可通过牙线，必要时也可用金刚砂条分开牙接触，以利患者自洁。最后还需对瓷贴面进行调𬌗、抛光处理（图9-8、图9-9）。

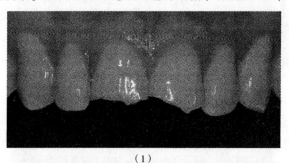

（1）

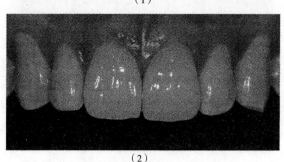

（2）

图9-8　瓷贴面修复牙体缺损

（1）牙体缺损修复前；（2）瓷贴面修复后

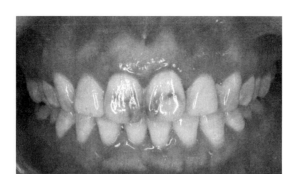

（1）

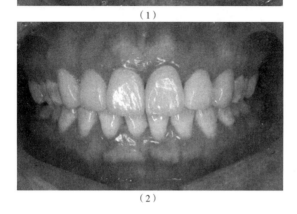

（2）

图 9-9　瓷贴面修复氟斑牙

（1）氟斑牙修复前；（2）瓷贴面修复后

六、预后及注意事项

作为保存性修复治疗手段，瓷贴面已被广泛用于前牙美学修复，其美学效果已被广大患者接受，且长远疗效也已被临床应用证实可靠，有文献报道，瓷贴面修复的 10 年成功率可达 91%。但即便少量备牙，也可能会造成短期的术后敏感，且由于备牙量少，修复体不能做得太厚，某些形态特征不易被表达，其遮色能力也不如瓷冠类修复体。为获得完美修复效果，有时还需要与其他治疗联合应用。如漂白、牙龈、牙周手术，正畸等。在瓷贴面修复后还应尽量避免用其切割坚韧食物，以预防修复体受损；且应作好每天自我清洁，如用牙线清洁等，以预防牙龈发炎；并应定期就医随访。

（王金凤）

参考文献

[1] 何三纲. 口腔解剖生理学[M]. 8 版. 北京：人民卫生出版社，2020.

[2] 葛秋云，杨利伟. 口腔疾病概要[M]. 3 版. 北京：人民卫生出版社，2018.

[3] 王晓娟. 口腔临床药物学[M]. 5 版. 北京：人民卫生出版社，2020.

[4] 边专. 口腔生物学[M]. 5 版. 北京：人民卫生出版社，2020.

[5] 高岩. 口腔组织病理学[M]. 8 版. 北京：人民卫生出版社，2020.

[6] 周学东. 牙体牙髓病学[M]. 5 版. 北京：人民卫生出版社，2020.

[7] 孟焕新. 牙周病学[M]. 5 版. 北京：人民卫生出版社，2020.

[8] 张志愿. 口腔科学[M]. 9 版. 北京：人民卫生出版社，2018.

[9] 陈谦明. 口腔黏膜病学[M]. 5 版. 北京：人民卫生出版社，2020.

[10] 梁景平. 临床根管治疗学[M]. 2 版. 北京：世界图书出版公司，2018.

[11] 张祖燕. 口腔颌面医学影像诊断学[M]. 7 版. 北京：人民卫生出版社，2020.

[12] 张志愿. 口腔颌面外科学[M]. 8 版. 北京：人民卫生出版社，2020.

[13] 全国卫生专业技术资格考试用书编写专家委员会主编. 口腔医学（专科）[M]. 北京：人民卫生出版社，2018.

[14] 赵信义. 口腔材料学[M]. 6 版. 北京：人民卫生出版社，2020.

[15] 傅民魁. 口腔正畸专科教程[M]. 北京：人民卫生出版社，2018.

[16] 赵志河. 口腔正畸学[M]. 7 版. 北京：人民卫生出版社，2020.

[17] 张志勇. 口腔颌面种植修复学[M]. 北京：世界图书出版公司，2018.

[18] 李新春. 口腔修复学[M]. 2 版. 北京：科学出版社，2018.

[19] 宫苹. 口腔种植学[M]. 北京：人民卫生出版社，2020.

[20] 赵铱民. 口腔修复学[M]. 8 版. 北京：人民卫生出版社，2020.